ÉTRETAT

VINGT ANNÉES D'EXPÉRIENCE

AUX BAINS DE MER.

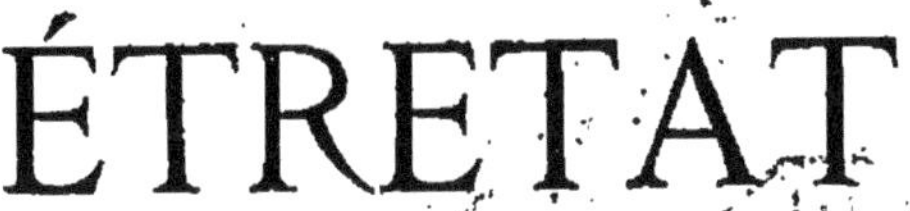

ÉTRETAT

VINGT ANNÉES D'EXPÉRIENCE AUX BAINS DE MER

GUIDE MÉDICAL ET HYGIÉNIQUE AUX BAINS DE MER

PAR

LE Dr DE MIRAMONT

MÉDECIN INSPECTEUR DES BAINS DE MER D'ÉTRETAT.

PARIS

ADRIEN DELAHAYE, LIBRAIRE-ÉDITEUR

PLACE DE L'ÉCOLE-DE-MÉDECINE.

1867

Extraits des rapports généraux à Son Excellence M. le Ministre de l'Agriculture, du Commerce et des Travaux publics sur le service médical des Eaux minérales de la France, faits au nom de la Commission des Eaux minérales.

Rapport général lu à l'Académie impériale de médecine dans sa séance du 25 *septembre* 1859.

La Commission a l'honneur de vous proposer de demander à M. le Ministre de l'Agriculture, d'accorder à M. le Dr de Miramont, médecin-inspecteur des bains de mer d'Étretat, la médaille de bronze pour son rapport contenant des considérations générales sur les effets immédiats et médiats des bains de mer.

Rapport général lu à l'Académie impériale de médecine dans sa séance de distribution des récompenses en 1863.

La Commission des Eaux minérales a l'honneur de demander à M. le Ministre de l'Agriculture LL. d'accorder la médaille d'argent à M. le Dr de Miramont, médecin-inspecteur des bains de mer d'Étretat, pour un très-bon rapport et de très-judicieuses observations sur l'utilité d'une surveillance médicale et hygiénique des bains de mer.

Rapport de la Commission permanente des Eaux minérales de l'Académie impériale de médecine lu et adopté dans sa séance du 4 *novembre* 1864.

Dans les rapports consacrés aux bains de

mer, nous devons vous signaler un excellent travail de M. le Dr de Miramont sur Étretat, riche de bonnes observations et de judicieux corollaires.

DES

BAINS DE MER

AU POINT DE VUE

MÉDICAL ET HYGIÉNIQUE

Le département de la Seine-Inférieure est un des plus industrieux et des mieux cultivés de la France : il est bordé en grande partie par la Manche, boisé à l'est et au sud, traversé dans toutes les directions par des vallées pittoresques et arrosé par un grand fleuve et plusieurs rivières. Il doit sa richesse à ses abondants pâturages, à ses vastes et fécondes plaines, à ses collines couronnées de forêts, à ses champs fertiles, à la belle race de son gros bétail, à ses chevaux très-estimés et à ses nombreuses manufactures. Tous ses villages et hameaux semblent s'être copiés les uns sur les autres, car toutes les fermes sont entourées de larges fossés et de murs en terre sur lesquels s'élèvent deux ou trois rangées de beaux chênes, d'ormes ou de peupliers. Chaque habitation et les pommiers ou poiriers à cidre qui en garnissent l'enclos se trouvent ainsi garantis des vents de l'Océan. Ces bocages, dispersés en plaine, forment un admirable panorama.

La Normandie est sillonnée par des sites d'un effet saisissant; mais la vitesse de la locomotive laisse à peine à nos yeux le temps d'embrasser les paysages enchanteurs qu'elle traverse. Vallons, chaumières, usines, clochers de village, châteaux, vertes prairies, cours sinueux de la Seine, ne sont par elle que changements à vue. Ces rapides apparitions prêtent un charme si doux à ces décors de la nature, qu'on arrive à Beuzeville, au Havre ou à Fécamp, sans la moindre fatigue. De ces trois gares d'où partent des diligences qui conduisent les voyageurs à Etretat, l'admiration augmente. En contemplant la variété des magnifiques points de vue pendant cette route jusqu'à l'arrivée, on se croirait en pleine Suisse, si l'air de la mer qui se fait sentir à une assez grande distance ne venait trahir cette illusion.

La perspective change en s'avançant vers l'Océan : entre les bouquets d'arbres on voit scintiller sous les rayons du soleil des reflets argentés : c'est la mer qu'on aperçoit; on descend et on arrive bientôt aux pieds des falaises dont la chaîne commence au Tréport et n'est interrompue depuis la Bresle jusqu'au Havre que par des baies. C'est dans une de ces baies qu'Etretat est bâti.

L'aspect pittoresque d'Étretat, ses faciles communications avec le Havre et Fécamp, sa proximité de Paris, la pureté de son air et les impressions variées qu'il fournit à l'enthousiasme des touristes, en font une des stations de bains de mer les plus fréquentées. Ses arches gigantesques battues par les flots écumants, sa fontaine de mousse pétrifiée, adossée à la falaise, sa rivière devenue tout à coup souterraine et qu'on ne retrouve qu'à mer basse, entre les rochers et les galets, et enfin ce gouffre qu'on appelle Chaudron, où pendant les hautes marées le choc impétueux des vagues fait retentir les échos de détonations formidables, offrent un majestueux spectacle qui rappelle le désordre du chaos. Ses falaises sont si imposantes que le regard ne peut s'en détacher. Lorsque, seul sur la cime d'un de ses pics, on contemple la mer en fureur jusqu'au point où l'œil la confond avec le ciel, l'esprit devient, en effet, rêveur et se remplit d'images; il vous semble entendre avec ses mugissements et le sifflement des vents, la prière et les cris de détresse de naufragés; une religieuse terreur vous saisit bientôt et vous tremblez, faible créature, de vous trouver si petit à côté de cet Océan et de la puissance infinie qui l'a créé. A ces merveilles de la nature, cette charmante localité joint l'avantage précieux d'avoir une plage disposée en pente douce, ce qui permet d'y prendre des bains à toute heure, que la mer soit basse ou haute.

C'est seulement depuis vingt ans qu'Étretat est sorti de l'oubli : qu'il nous soit permis, à cette occasion, de dire que nous sommes heureux d'avoir contribué à sa prospérité.

Aujourd'hui de belles habitations remplacent les anciennes chaumières et des hôtels confortables avec table d'hôte ou service particulier, sont ouverts aux baigneurs et aux touristes, indépendamment des appartements meublés pour toutes les bourses.

Pendant la saison des bains, la distribution des lettres s'y fait matin et soir, et le départ des courriers a lieu également deux fois par jour.

Chaque jour le cours de la bourse de Paris est affiché à la porte d'un bureau télégraphique qui reste toujours ouvert.

Enfin, à cet exposé rapide que le fonds de notre sujet nous impose d'abréger, nous ajouterons qu'on peut jouir à Étretat de tout le confort de la vie en ville, et qu'on trouve sur la terrasse de l'établissement des bains, une gymnastique et un casino dont la ravissante position charme les loisirs des baigneurs et des touristes.

DES BAINS DE MER.

Les bains de mer occupent aujourd'hui une place importante parmi les modificateurs thérapeutiques que la nature met à la disposition du médecin. Leur utilité se trouve, en effet, justifiée par des guérisons nombreuses et remarquables. Mais pour apprécier, sans prévention, ce qu'il y a de vrai dans ces succès, la part qui en revient à l'engouement et celle qui appartient réellement à leur action, il faut savoir distinguer les conditions qui les contre-indiquent de celles pour lesquelles il convient de recourir.

Lorsqu'on prend des bains de mer, sans connaître leurs avantages et leurs inconvénients, on abandonne sa santé aux caprices du hasard. Pour expliquer leur action, il faut donc avoir présents à l'esprit leurs effets physiologiques et les changements qu'ils apportent dans l'économie, saine ou malade, pendant et après leurs manifestations. C'est à l'interprétation clinique de ces effets immédiats et médiats qu'on doit rapporter en grande partie les guérisons obtenues par la pratique de la mer.

Le premier phénomène qu'un bain à la mer produit est la sensation du froid. Cette impression, qui porte avec elle le degré auquel s'élèvera la réaction qu'elle prépare, est le plus souvent spontanée et varie suivant la sensibilité des sujets : aussi les uns, en entrant dans la mer, sont-ils saisis à l'épigastre et sous les clavicules par un froid si pénétrant, que leur respiration se fait spasmodiquement, par saccades ; tandis que d'autres éprouvent un certain plaisir à s'y jeter sans hésitation. Nous en avons vu chez lesquels le refoulement du sang vers le centre était si prompt, au moment de l'immersion, qu'il suspendait la respiration et nécessitait la sortie immédiate de l'eau.

Les nuances de l'impression des bains de mer froids sont, comme on le voit, liées aux conditions physiologiques des baigneurs ; pour peu qu'on réfléchisse au rôle qu'elle joue à la peau, surface en relation avec les grands centres nerveux, on reconnaîtra qu'il importe beaucoup d'en tenir compte dans l'usage de ces bains.

Les baigneurs éprouvent, après leurs bains, un sentiment de bien-être et de force musculaire, faisant bientôt place à un frisson plus ou moins long. Ce frisson n'est qu'un prélude à la réaction ; il se manifeste, dans certaines circonstances, avec des oscillations et dure d'autant plus longtemps, que les sujets sont faibles et appauvris par une maladie chronique. Il ne faudra pas le confondre avec le refroidissement résultant de la soustraction du calorique animal sous l'influence de l'immersion prolongée. Celui-ci s'accompagne d'un tremblement général, de la teinte violacée des lèvres et des ongles, de claquements spasmodiques des dents, d'affaiblissement de la voix et même de crampes avec insensibilité aux pieds et aux mains, et bourdonnement dans les oreilles. Il est facile de concevoir, à cette occasion, que l'engourdissement dans lequel une trop grande perte de la chaleur du corps plonge les organes, doive stupéfier la circulation ; de là la nécessité pour le baigneur de calculer la durée et l'énergie du bain de mer sur la facilité avec laquelle il cède son calorique à l'eau froide.

Le retour du centre à la circonférence de la circulation, après un bain froid, constitue la réaction proprement dite. Pendant ce phénomène, le cœur lance le sang artériel avec plus d'énergie, le pouls devient plus fort, plus sec et plus fréquent, et bientôt cette suractivité s'étend aux capillaires, car la chaleur augmente sous cette impulsion. Il en résulte alors une stimulation qui tonifie les organes, réveille les fonctions engourdies et élimine les éléments morbides.

Cette réaction joue un grand rôle dans les modifications locales et générales produites par les bains de mer sur l'économie : tantôt elle dénonce les rapports qui lient les organes malades aux organes sains; tantôt elle augmente la sensibilité et la chaleur, favorise la perspiration cutanée, provoque des éruptions éphémères, etc. Sans cette précieuse boussole, les bains de mer tomberaient dans l'ornière de l'empirisme.

Le reflux circulatoire donne lieu à des phénomènes qui varient suivant la nature des tempéraments, l'état de santé et de maladie. Ainsi, les baigneurs, jeunes et vigoureux, éprouvent, au sortir d'un bain de mer, un frisson auquel succède bientôt un sentiment de chaleur et de bien-être général; tandis que les sujets nerveux, qui manifestent ordinairement une extrême répugnance pour les bains froids, accusent des spasmes avec courbature, et alternativement frissons et chaleur.

Ce mouvement réactif s'opère si lentement chez les adultes lymphatiques, qu'ils le ressentent à peine. Il est au contraire spontané chez les enfants impressionnables, que l'air de la mer rend turbulents et irascibles.

Les enfants scrofuleux le subissent sans la moindre excitation ; mais à son déclin, il leur laisse un froid aux pieds, qui deviendrait opiniâtre, si on ne les laissait courir ou faire de la gymnastique. C'est surtout chez les vieillards qu'il est subordonné aux conditions physiologiques et pathologiques. Ainsi, il est lent ou prompt ; augmente leurs forces lorsque la circulation est libre dans tout son parcours, ou les expose aux congestions et apoplexies lorsqu'elle est entravée par des ossifications artérielles.

Les sujets anémiques n'en ressentent les effets qu'après plusieurs bains. Il s'annonce alors par de l'insomnie, des palpitations tumultueuses et quelques troubles nerveux, dont le rayonnement pourrait devenir grave, si on n'en tempérait pas l'intensité.

La réaction ne se borne pas à parcourir le cercle où nous l'avons suivie ; elle dépose, chemin faisant, au sein de chaque organe une force toujours prête à élever le rhythme des fonctions. Lorsque cette force, source des changements qui s'opèrent dans les plaies fistuleuses, les tumeurs blanches, les engorgements indolents, etc., pendant l'usage des bains de mer, s'exalte sous l'influence du passage des sels marins dans le sang, il en résulte une suractivité de la circulation qui augmente la chaleur des organes. Or, il n'est pas rare de voir des sujets, après une saison de bains de mer, éprouver, pendant plusieurs mois, une excitation générale, qui les fait digérer, sécréter et excréter plus facilement. Quand cette excitation ne cotoie pas l'inflammation, elle devient une précieuse ressource pour le malade, car elle met l'organe souffrant en demeure de réagir contre la cause morbide. Ne pourrait-on, en effet, lui attribuer cette poussée syphilitique *extra muros*, que nous avons quelquefois observée sur des sujets qui s'étaient crus parfaitement guéris d'une affection vénérienne contractée dans leur jeunesse? Nous le croyons; aussi engageons-nous les personnes qui redouteraient la résurrection d'anciens accidents de ce caractère, de faire une saison aux bains de mer. Que de baigneurs ont cru que leurs douleurs dépendaient d'une névralgie ou d'un rhumatisme, jusqu'au moment où l'apparition d'une roséole syphilitique et de quelques plaques muqueuses, à la suite d'une série de bains de mer, venaient démolir leur erreur! Ces cas ont dû se présenter souvent, car la syphilis larvée est un ennemi qui frappe dans l'ombre sans qu'on s'y attende, et qui ne se révèle que lorsqu'une révolution organique lui arrache le masque.

Puisque la réaction après chaque bain de mer est un phénomène qui concourt à produire les changements que subit l'économie pendant la cure, on ne pourrait, comme on le prévoit, en apprécier avec précision toute la portée si on ne tenait aucun compte de la participation du milieu dans lequel il se produit. Nous allons donc exposer nos vues sur l'action de l'atmosphère marine.

En refléchissant au rôle que joue l'air de la mer au sein de notre organisme, on ne peut douter de son action reconstituante. La pression atmosphérique étant plus forte sur les plages qu'à l'intérieur des terres, sa puissance thérapeutique s'explique naturellement. C'est, en effet, sous l'influence de cette pression que son oxygène pénètre en plus grande quantité dans nos poumons. Les phénomènes que l'habitant de la ville éprouve à son arrivée sur la bords de la mer, tels que : impatience musculaire, pesanteur de tête, somnolence, surexcitation de l'appétit, exaltation du caractère, sont les conséquences de cette surhématose. Les intéressantes expériences de M. J.-N.

Demarquay et leur application à la physiologie et à la thérapeutique, consignées dans son savant essai de pneumatologie, mettent ce fait hors de toute contestation. « C'est grâce, dit-il (p. 702), à l'oxygène que « nous brûlons les aliments que nous introduisons « sans cesse dans notre économie ; que cet agent man- « que, et toutes nos fonctions sont troublées, la chaleur « animale subit un abaissement notable, les sécré- « tions elle-mêmes sont profondement altérées, la « circulation languit, car le sang n'imprime plus aux « vaisseaux la stimulation dont ils ont besoin; l'assimi- « lation et la désassimilation des matières qui consti- « tuent le circulus vital s'arrêtant, la moelle épinière « et le cerveau n'étant plus vivifiés par un sang suf- « fisamment oxygéné, l'intelligence, la sensibilité et « le mouvement sont profondément modifiés, ainsi « que nous l'avons souvent constaté. Qu'une partie « du corps humain cesse d'être traversé par un sang « suffisamment artérialisé, c'est-à-dire oxygène, bien- « tôt la maladie et la mort en seront les conséquences. « Que faisons-nous, ajoute-t-il (page 703), quand « nous envoyons nos convalescents et nos opérés af- « faiblis respirer l'air des champs ou l'air de la mer? « Nous les soumettons dans le premier cas à un air « plus vif, et dans le second, nous les faisons respirer

« sous une pression atmosphérique qui augmente la « quantité d'oxygène absorbé. »

L'oxygène est donc le meilleur reconstituant de l'organisme débilité, c'est lui qui porte au globule sanguin la vie, anime les organes et les fonctions; c'est lui qui donne au fer, à l'huile de foie de morue et aux aliments toniques employés contre la chloro-anémie, leurs qualités analeptiques, qui produit le colorique animal et excite les sécrétions, enfin c'est lui qui brûle les produits azotés qui doivent être expulsés. On concevra facilement d'après cela que plus la pression atmosphérique est forte, plus est rapide et énergique la combustion des matières albuminoïdes.

M. Demarquay dit avoir connu une personne diabétique pour laquelle le séjour au bord de la mer avait les mêmes résultats que son séjour à Vichy. Cette observation est très-importante au point de vue de la thérapeutique du diabète. J'ai consigné trois faits semblables dans un de mes rapports sur les bains de mer, adressés à l'Académie impériale de médecine. Il est vraisemblable que le sucre qui ne pouvait être brûlé ni converti dans le sang en acide carbonique, chez ces sujets, a subi sur les bords de la mer une combustion complète sous l'influence d'un air suroxygène par une pression atmosphérique plus forte que celle du milieu où ils respiraient naguère. Si nous ne séparons pas de ces résultats le pouvoir de l'ozone produite par la pulvérisation de l'eau de mer et par les combinaisons chimiques qui s'accomplissent au contact de substances salines en dégageant de l'électricité, nous nous rendrons compte de l'animation, la souplesse et la vigueur des pêcheurs. L'air vif des côtes provoque donc chez le baigneur une stimulation qui active les actes nutritifs ; c'est, par conséquent, un tonique par excellence. Les sujets affaiblis par de longues maladies y puisent en peu de temps, en effet, vigueur et gaieté en le respirant, et les jeunes filles chlorotiques en obtiennent l'animation que l'usage soutenu des ferrugineux n'avait pu jusque-là leur procurer. Les oreillons, l'épistaxis, le coryza, l'otite, la roséole, etc., dont quelques enfants sont atteints sur les bords de mer sont les conséquences de son énergie.

Si l'air de la mer rend aux femmes épuisées par une leucorrhée abondante, la santé et la fraîcheur, il faut reconnaître qu'il commotionne fortement les sujets sanguins et bilieux. Dès les premiers jours de leur arrivée, ils se plaignent, en effet, de vertiges, d'éblouissements, d'insomnie et d'accablement général. Quelques affusions avec l'eau de mer froide sur les épaules, dissipent, dans la majorité des cas, ces troubles inquiétants. Les personnes dont la poitrine est faible, qui sont atteintes de catarrhe humide ou d'asthme nerveux, ressentent, sous l'influence de l'air marin, de l'oppression, des douleurs stomacales, de la toux et de la fièvre. Cet état, s'il n'est pas entretenu par le vent d'ouest ou d'est, se dissipe promptement pour faire place à un véritable bien-être.

Chez les asthmatiques le vent d'est provoque, presque à coup sûr, un violent accès de dyspnée; toutefois on peut diminuer cette fâcheuse influence par l'inspiration de la fumée de papier imprégné de sel de nitre et par les immersions dans la mer.

Les phthisiques éprouvent de l'air de la mer ozonifié un effet réparateur remarquable, surtout du mois juillet à la fin du mois d'août. Pour que ces malades puissent respirer cet air dans toute sa pureté, nous leur conseillons deux heures par jour de navigation au large. Mais, au 1er septembre, il est prudent de les engager à regagner leurs pénates. Enfin, les chlorotiques et les rhumatisants sont d'abord péniblement impressionnés par l'air de la mer, et se plaignent de la fraicheur qui règne constamment sur la côte, jusqu'à ce que l'habitude des bains froids aît émoussé leur sensibilité maladive.

Comme on le voit, ces considérations qui s'appliquent surtout à la localité dans laquelle nous avons fait ces observations, prouvent que les malades ne sauraient, sans danger, rester abandonnés à eux-mêmes, quand ils fréquentent les établissements des bains de mer, et pour le médecin lui-même, elles montrent combien il lui importe de tenir compte de l'action de l'air marin dans ses applications des effets définitifs du traitement par les bains de mer.

DES DIFFÉRENTS MODES D'ADMINISTRATION DE L'EAU DE MER.

On administre l'eau de mer, à l'extérieur, en bains froids, bains chauds, affusions, douches, lotions, applications et pédiluves.

A l'intérieur, en boissons et injections.

Bains de mer proprement dits.

Tous les baigneurs n'entrent pas dans la mer de la

même manière, les uns s'y jettent en plongeant ou en s'élançant à la course; les autres s'y font porter à bras par un guide après avoir reçu trois ou quatre seaux d'eau sur la tête et les épaules.

L'immersion rapide entre deux eaux est celle qui nous paraît la meilleure lorsqu'elle n'inspire ni frayeur ni répugnance; mais ces différents modes d'immersion ne sont praticables qu'à mer calme ou peu agitée.

Pour le bain à la lame, au contraire, le baigneur accroupi au bord de la mer de manière à présenter aux flots la partie latérale du tronc ou le dos, ou bien debout pour pouvoir s'élever par un saut rapide au-dessus de la vague qui arrive sur lui en menaçant de le rouler, se fait tenir solidement par un ou deux guides.

Bains de mer en baignoire.

On administre les bains de mer chauds ou tempérés suivant les indications fournies par l'âge, la nature du tempérament et les caractères de la maladie.

Nous les faisons prendre ordinairement dans la journée aux malades qui redoutent la fraîcheur des matinées, comme par exemple, les rhumatisés, les névrosés et les chlorotiques. Leur durée ne doit pas dépasser demi-heure pour les adultes et vingt minutes pour les enfants. Leur température se règle d'après les effets qu'ils produisent; nous les donnons, en commençant à la température de 28° cent. que nous abaissons chaque jour d'un ou deux degrés, jusqu'à celle de 22° cent.

Les effets physiologiques de ces bains sur la peau et les muqueuses ont une certaine analogie avec ceux des bains froids; inutile donc de tomber dans des répétitions à ce sujet. Tout ce que nous avons dit des bains de mer froids est applicable aux bains de mer chauds. Nous ferons remarquer seulement que lorsque l'action des premiers bains en baignoire est trop irritante, il faut, pour qu'ils puissent être supportés avec facilité, mitiger l'eau de mer soit avec de l'eau douce, soit avec du son ou de la gélatine.

Les bains d'eau de mer chauffés conviennent principalement :

Aux enfants faibles qui toussent sans cause appréciable ;

Aux vieillards atteints de rhumatisme chronique et d'empâtement œdémateux aux jambes;

Aux jeunes filles délicates et nerveuses non encore formées que les bains froids épouvantent ;

Aux femmes grosses qui vomissent souvent et ont

des douleurs lombaires, liées à un état congestif permanent de l'utérus;

Et aux personnes affaiblies par des garde-robes liquides et fréquentes.

NOMBRE DES BAINS DE MER QUI DOIT COMPOSER UNE SAISON.

On ne peut établir d'une manière précise quelle est la quantité de bains mer nécessaire à une saison, certains incidents obligeant parfois à les suspendre temporairement où à ne les permettre que de deux jours l'un. En général, une saison se compose de 30 à 35 bains. Quand elle est insuffisante, on la double, mais alors il est rationnel et même prudent de mettre quelques jours de repos entre la première et la seconde.

Des affusions.

On administre les affusions seules ou associées aux bains, suivant les indications.

On les reçoit ordinairement au bord de la mer.

Cette opération consiste à verser sur la tête coiffée d'un taffetas ciré, ou sur la région malade, une quantité suffisante de seaux d'eau de mer.

La durée de ces affusions doit être courte, car elles fatiguent beaucoup lorsqu'on les prolonge. En général les personnes nerveuses ne peuvent les supporter, mais elles conviennent aux natures apathiques qui ont besoin de réaction et surtout à celles qui sont sujettes aux migraines.

Des douches.

L'action des douches avec l'eau de mer se rapprochant de celle de la percussion des lames et des affusoires, et s'employant dans les mêmes cas, nous ne nous arrêterons pas sur ce sujet ; nous ferons seulement observer que pour en obtenir de bons effets, il faut qu'elles soient maniées par des mains exercées, que leur température doit être en équilibre avec celle des bains chauffés, si le malade prend des bains chauds, et un peu supérieure à celle des bains froids, s'il prend des bains à la mer.

Des lotions.

Nous employons l'eau de mer en lotions et en applications lorsque nous voulons modifier la nature des plaies indolentes et principalement des ulcères scrofuleux.

Des pédiluves.

Aujourd'hui, sur toutes les plages, on prend après un bain de mer un bain de pieds chaud. Nous admettons que les pédiluves ont l'avantage de s'opposer à la congestion céphalique que le refoulement du sang pourrait provoquer pendant la période du frisson; mais nous engagerons le baigneur à ne pas les prendre longs, car nous les avons vus occasionner plusieurs fois la syncope.

DE L'USAGE INTÉRIEUR DE L'EAU DE MER.

L'eau de mer est purgative: prise chaque jour à petite dose, elle jouit des mêmes propriétés que l'huile de foie de morue; elle est apéritive, dissolvante et dépurative. Son efficacité est remarquable pour les personnes constipées et naturellement congestionnées de la tête.

On la fait boire à jeun, et, chose étonnante, elle n'est jamais rejetée par le vomissement, malgré sa saveur saumâtre et amère.

Des lavements.

Les lavements d'eau de mer pure ou mêlée à des liquides émollients sont utiles dans la constipation opiniâtre ou lorsqu'on désire obtenir une dérivation sur l'intestin.

Des injections.

Les injections vaginales avec l'eau de mer froide, pure ou mêlée à la décoction de ciguë ou de morelle, constituent un excellent moyen thérapeutique dans quelques affections du vagin et du col de l'utérus. Nous les conseillons avec fruit contre les engorgements indolents de la matrice, les déviations de cet organe, les leucorrhées, lorsque ces maladies sont liées à un affaiblissement général.

Après avoir esquissé le tableau des effets immédiats et médiats des bains de mer, et avoir fait ressortir de cette étude la nécessité d'une surveillance hygiénique et médicale sur les baigneurs, nous devons porter nos regards vers le côté pratique de notre sujet.

C'est par l'observation que nous sommes arrivé à connaître les états morbides dans lesquels il convient de conseiller les bains de mer et à apprécier l'action de l'atmosphère marine sous le rapport de ses propriétés médicales. Mais pour ne pas donner à notre travail les allures d'un traité de pathologie en décrivant toutes les maladies que nous avons observées aux bains de mer, nous ne nous occuperons seulement que des cas pour lesquels le traitement par l'eau de mer pourrait paraître arbitraire ou douteux.

INFLUENCE DES BAINS DE MER SUR LA MENSTRUATION.

Les bains de mer ont une action spéciale sur la menstruation; ils l'accélèrent ou la retardent : cette faculté offre au médecin une précieuse ressource pour combattre les retards de la puberté chez les jeunes filles affaiblies par un trouble profond des actes nutritifs ou par une croissance trop rapide. Quelques bains suffisent ordinairement pour solliciter chez les impubères la congestion menstruelle.

Néanmoins il peut arriver qu'avec la saison entière on n'atteigne pas ce but; mais il est rare alors que peu de temps après la rentrée au foyer de la famille, les règles n'apparaissent sous l'influence du changement favorable qui s'est opéré dans l'organisme et le moral.

Nous avons vu par contre des états de la menstruation opposés, c'est-à-dire des jeunes filles réglées prématurément, et qui, d'une année à l'autre, ne cessaient de perdre un peu de sang mêlée de matière leuchorréique, avoir des retards de plusieurs jours, souvent même d'un mois, pendant qu'elles prenaient des bains de mer.

Les bains de mer ramènent chez les femmes encore jeunes qui côtoient l'âge critique, après une suppression de plusieurs mois, le flux cataménial sous forme de perte. Lorsque cette perte n'est pas liée à un état pathologique de la matrice, elle devient une garantie rassurante contre les accidents de la ménopause.

Nous avons connu des femmes vigoureuses, bien portantes, qui avaient un petit écoulement sanguin après chaque bain à la mer, et des jeunes filles avoir leurs règles pendant leur bain sans qu'il en résultât le moindre malaise.

Comme on le voit, l'influence des bains de mer sur la menstruation doit donc être toujours présente à l'esprit du médecin chargé de diriger le traitement d'une femme malade.

ACTION DES BAINS DE MER DANS LES LÉSIONS DU TISSU UTÉRIN.

Nous avons observé aux bains de mer d'Étretat un grand nombre de lésions du tissu utérin chez des femmes de tout âge et de tout tempérament. Les unes y étaient prédisposées héréditairement; les autres les attribuaient à des suites de couches rapprochées ou à des dérangements de la menstruation par cause morale. Plusieurs avaient été cautérisées et mises en voie de guérison. Ces altérations, quoique différentes, revêtaient des caractères communs et présentaient, sous le rapport de l'expression symptomatique, des indications thérapeutiques que parfois l'examen avec le spéculum ne justifiait pas. Et, en effet, qu'il s'agisse d'un engorgement du col avec ou sans granulations et ulcérations, ou d'une déviation avec phlogose, les sensations sont presque les mêmes. Ainsi on constate dans tous ces états morbides les mêmes douleurs aux fosses iliaques, aux aines, aux lombes, aux cuisses, la même difficulté dans la marche, le même trouble dans la menstruation, le même écoulement leucorrhéique. Il importe donc, avant de traiter par les bains de mer froids une lésion utérine, d'être bien fixé sur sa nature pour ne pas exposer la malade à l'explosion d'une métrite grave.

Les effets thérapeutiques des bains de mer dans les lésions du tissu utérin que nous avons observés à Étretat ont varié suivant les complications, l'étendue et l'ancienneté de ces altérations.

Ces bains guérissent facilement les engorgements indolents du col, tandis que les engorgements avec phlogose latente, ulcération et déviation, leur résistent pendant deux et même trois années.

Les femmes atteintes d'une maladie utérine quelconque sont très-sensibles aux changements de température si fréquents sur les bords de la mer. Il faut d'autant moins l'oublier, que c'est à cette cause qu'elles attribuent le retour à d'anciennes douleurs.

La récidive d'une de ces lésions, le plus souvent de l'ulcération, ramène chaque année quelques femmes aux établissements de bains de mer. Nous nous abstenons dans ces cas de faire des cautérisations, car nous avons remarqué qu'elles irritaient constamment et laissaient après elles une auréole vasculaire très-douloureuse autour de l'orifice utérin. Nous abandonnons naturellement la cicatrisation à l'action résolutive et stimulante des bains et des affusions en réglant l'hygiène de nos malades et surtout en ne leur permettant pas des bains prolongés.

DE L'ACTION DES BAINS DE MER DANS LA SCROFULE.

Le grand nombre des scrofuleux que nous avons vu aux bains de mer nous a fait reconnaître que ces bains jouissent d'une puissante médicatrice toute spéciale sur la scrofule. Leur action tonique, en reconstituant l'économie des sujets affligés de cette triste diathèse, transforme complétement leur tempérament. Nous avons observé des engorgements glandulaires, qui avaient résisté à plusieurs traitements, disparaître sous leur influence avec une rapidité étonnante. Nous avons constaté aussi que ces bains et l'air marin, en modifiant l'état général, possédaient des propriétés substitutives qui expliquaient la guérison d'anciennes caries : c'est surtout dans les tumeurs blanches, les épanchements séreux, les empâtements péri-articulaires, les coxalgies, les trajets fistuleux entretenus par une altération osseuse, que leur efficacité se fait remarquer. Il faut, nous pensons, attribuer ces effets plutôt à l'air suroxygène de la mer qui active les fonctions nutritives à un très-haut degré, qu'à l'action altérante des sels de la mer absorbés. Ceux-ci n'agissent dans ces cas qu'auxiliairement.

ACTION DES BAINS DE MER DANS LES MALADIES DE LA PEAU.

Les bains de mer froids modifient favorablement, ou guérissent certaines maladies de peau. Ils produisent ce résultat d'abord, en fortifiant la constitution et en éliminant de l'économie le principe herpétique, et ensuite en préparant les voies au traitement qu'on se propose de leur associer.

Ces bains jouent dans les eczémas un rôle auquel nous étions loin de nous attendre : bientôt, en effet, dans les cas que nous avons observés, les plaques eczémateuses se ravivaient, envahissaient de larges surfaces et sécrétaient abondamment sous leur influence; mais bientôt aussi la peau perdait sa rougeur et son aspect squameux. Dès ce moment la santé générale se transformait et le vertige herpétique disparaissait.

Nous recourons souvent, au moment de la revification de l'eczéma, à l'intervention de la liqueur arsenicale, qui est aux dermatoses ce que le mercure est à la syphilis. L'action de ce puissant médicament est alors d'autant plus prompte, que l'absorption est sortie de l'état d'inertie qui s'était emparé de l'organisme. Nous devons à cette association la guérison de deux impétigo périodiques, d'une ténacité désespérante. Parmi les maladies de la peau, celles qui ont résisté aux bains de mer sont : les icthyoses, la mentagre et le pemphigus chronique.

ACTION DES BAINS DE MER DANS LES NÉVROSES.

Nous avons eu maintefois l'occasion d'observer les propriétés des bains de mer dans les névroses. L'impression première de ces bains est on ne peut plus redoutée des névropathisés au début de la cure; mais, malgré cette répugnance, les malades réagissent facilement et acquièrent bientôt une certaine animation dans la circulation des capillaires, qui les rend peu à peu moins sensibles aux influences du dehors. C'est en restaurant les forces générales que les bains de mer atténuent leurs douleurs et font pénétrer dans leur moral le calme et la confiance.

Lorsqu'une névrose remonte à une perturbation morale qui a ébranlé la constitution au point d'entraîner l'amaigrissement, les premiers bains de mer produisent l'insomnie avec une anxiété précordiale, accompagnée de spasmes; mais au bout de quelques jours, du moment où le corps ne se trouve plus aussi péniblement impressionné par l'eau de mer froide et l'atmosphère marine, l'appétit et la gaîté renaissent. C'est alors que l'action sédative de ces bains se fait sentir sur tout le système nerveux.

La localisation des névroses est si variable, qu'il est important, dans leur traitement par les bains de mer, d'être bien fixé sur les habitudes et les sensations de son sujet, pour lui faire une hygiène qui assure le succès de la cure. Ainsi, nous voyons chaque année, à Étretat, des névroses, sur la nature desquelles nous ne pouvons obtenir que de vagues renseignements et qui laissent les malades sans défense contre les influences morales, résister aux bains de mer chauds ou froids, aux douches ou aux affusions, jusqu'à ce qu'on parvienne à connaître les détails les plus intimes du passé et du présent de leurs victimes.

Il y a des névroses dont le siége varie au gré de l'imagination du malade. Les souffrances qu'elles produisent revêtent les caractères les plus opposés; tantôt elles coïncident avec la mélancolie, et tantôt avec une gaieté bruyante; tantôt elles voyagent d'une région à une autre, et tantôt elles restent avec un acharnement désespérant à la même place. Ici l'action thérapeutique des bains de mer nous a paru rester soumise à la susceptibilité du malade et à l'étendue des désordres de l'innervation et des actes nutritifs. Ainsi, nous avons presque toujours constaté son impuissance dans les cas où le trouble nerveux était voisin de l'aberration.

ACTION DES BAINS DE MER SUR L'HYSTÉRIE.

Dans les observations de névroses que nous avons recueillies aux bains de mer, figurent quelques cas d'hystérie chez des jeunes filles et des jeunes femmes très-nerveuses et à menstruations irrégulières et difficiles. Leurs attaques, provoquées soit par une surprise, soit par une contrariété, mais le plus souvent sans motif, étaient précédées d'envie de pleurer, de songes pénibles, de visions, de bâillements incessants, de palpitations, de toux sèche et de serrement à la gorge ; et suivies d'un engourdissement général ou partiel, de maux de tête, d'idées vagues et d'un grand accablement. Parmi ces malades nous en avons remarqué une qui, pendant ses accès, conservait l'usage de ses sens et retenait tout ce qui se disait, même à voix basse, autour d'elle.

L'hystérie présente des variétés qui, lorsqu'on en ignore la lignée, sont autant d'écueils pour le traitement. Ainsi, nous avons reconnu que les bains de mer froids aggravaient l'hystérie héréditaire, tandis qu'ils combattaient avec un plein succès l'hystérie par abus de l'onanisme.

Nous établissons en principe qu'il faut exalter chez les hystériques, avant leur bain à la mer, la circulation des capillaires sanguins des organes intérieurs. D'abord, pour ralentir la rapidité du refoulement du sang de la périphérie au centre, et rendre leur peau moins sensible à l'impression première de l'eau froide, ensuite, pour permettre à la réaction de distribuer dans l'économie une chaleur agréable au système nerveux. C'est à l'oubli de ce précepte que nous attribuons les attaques de nerfs, dont ont été subitement atteintes, sous nos yeux, au sortir du bain, avant même qu'elles aient pu rejoindre leur cabine, de jeunes femmes hystériques nouvellement arrivées, qui se baignaient à la mer sans conseils. Lorsque nous étions consulté par celles de ces malades que ce brutal avertissement conduisait dans notre cabinet, nous leur recommandions de boire immédiatement, avant l'immersion, un petit verre de vin de Porto ou de curaçao, et de ne pas prolonger la durée de chaque bain au delà de trois minutes. Dès ce moment, elles supportaient parfaitement les bains de mer, et les crises nerveuses ne reparaissaient plus. Ces malades quittaient l'établissement ravies du bon résultat de leur cure et avec l'espoir d'y revenir l'année suivante pour compléter leur guérison.

ACTION DES BAINS DE MER DANS L'HYPOCHONDRIE.

On sait que l'imagination des hypochondriaques est aussi vagabonde que sont variables et excentriques leurs sensations. Aussi en voit-on dans tous les établissements thermaux et à tous les pèlerinages. Il est rare qu'on ne trouve sur eux des amulettes et qu'ils n'aient passé par les arcanes des somnambules et des pythonisses. Nous devions donc en rencontrer aux bains de mer. Disons d'abord que ces malades, colporteurs de recettes pour tous les maux, quoique ingrats, infidèles, fatigants par leurs hérésies et leur conversation hyperbolique et égoïste au suprême degré, nous ont toujours inspiré un intérêt mêlé de compassion. Nous en avons connu un qui avait la funeste passion de lire des livres de médecine. Celui-là donnait des conseils aux baigneurs sur la plage, s'enveloppait de fourrures pendant les plus fortes chaleurs de l'été, se levait chaque jour avant l'aurore pour aller boire un verre d'eau de mer et revenait se blottir dans son lit après une promenade d'une heure. Pour un empire, cet individu, qui faisait tout le contraire de ce qu'on lui proposait, n'aurait pris un bain à la mer. Nous en avons observé d'autres dont le trouble moral était la conséquence ou de l'hypertrophie du foie, ou d'un varicocèle, ou d'un écoulement uréthral ancien, ou d'une gastrodynie avec constipation habituelle. Chez ces sujets, l'hypochondrie affectait le caractère intermittent : les uns étaient taciturnes, emportés ; les autres exagéraient les moindres sensations, avaient des défaillances, des frissons et de la polyurie.

Lorsque l'hypochondrie est entretenue par une maladie qui peut être combattue par les bains de mer, elle disparaît en même temps que cette maladie; mais, lorsqu'elle s'accompagne d'un ébranlement moral voisin de l'aliénation mentale et de dérangements de la vie organique qu'aucune médicadication n'a pu modifier en bien ou en mal, elle s'aggrave à la mer.

Avant de compter sur l'efficacité des bains de mer chez les hypochondriaques, nous les soumettons toujours à un traitement préparatoire et cherchons à les habituer à l'influence de l'atmosphère marine. Nous traitons d'abord l'affection concomitante de leur hypochondrie et ce n'est qu'après avoir amélioré les fonctions et fait germer l'espérance dans leur esprit, que nous leur permettons ces bains. Quand ces malades se plaignent de phénomènes de congestion à la tête, nous y joignons les affusions sur les épaules et les pédiluves et les purgeons, jusqu'à ce que calme s'en suive. Pendant que les hypochondriaques recueillent les bénéfices de ce traitement, ils éprouvent après chaque bain un sentiment de bien-être qui ramène la gaîté en leur faisant oublier les sensations bizarres dont ils se préoccupaient naguère si vivement. De jour en jour leur teint s'éclaircit, les fonctions d'assimilation augmentent d'énergie et les forces se développent.

ACTION DES BAINS DE MER DANS LES ANOMALIES NERVEUSES DU CERVEAU.

Les anomalies nerveuses du cerveau ressemblent beaucoup à l'hypochondrie. Nous n'en avons observé que deux cas aux bains de mer. Ces malades étaient âgés de 40 à 50 ans et semblaient usés par une application incessante à des recherches industrielles et scientifiques sur lesquelles ils fondaient leurs plus belles espérances. Il leur était impossible de gouverner leur attention et de suivre une conversation sans perdre le fil de leurs idées et sans ressentir des secousses qui les faisaient pâlir subitement. Toute impression morale retentissait douloureusement dans une des régions de leur corps et les glaçait aussitôt d'épouvante. Ils redoutaient le moindre abaissement de la température et étaient tourmentés par de fréquents étourdissements. Leur pouls était lent et intermittent et ils accusaient constamment une chaleur brûlante au sommet de la tête avec des fourmillements aux pieds et aux mains.

Lorsque nous les eûmes acclimatés, nous leur fîmes prendre, malgré leurs sombres pressentiments, deux bains de mer à la lame par jour, avec douches sur la tête et la colonne vertébrale et boire tous les matins un verre d'eau de mer, autant pour vaincre leur constipation habituelle que pour dériver la congestion des capillaires du cerveau. Nous obtînmes de ce traitement non interrompu un excellent résultat, et nos malades, après une saison de 60 bains, purent reprendre leur occupation sans se ressentir des désordres nerveux qui empoisonnaient leur existence.

ACTION DES BAINS DE MER DANS LES NÉVRALGIES.

Céphalalgie. — Les personnes atteintes de céphalalgie idiopathique prennent avec un plaisir extrême des bains de mer, mais n'en retirent qu'un soulagement passager. Il en est autrement pour les céphalalgies produites par un trouble dans la menstruation ou liées à l'hystérie, à la dyspepsie et à l'onanisme.

Celles-ci s'exaspèrent avec une violente intensité dès les premiers bains, mais de jour en jour elles s'apaisent pour faire place à un calme durable. Nous avons été témoin de faits semblables à Étretat et avons même vu le retour à des accès de névralgie de cette espèce être subitement coupé par un bain à la mer.

ACTION DES BAINS DE MER DANS LA GASTRALGIE DYSPEPSIQUE.

Chaque année nous traitons aux bains de mer des dyspepsiques tombés dans un tel épuisement qu'ils semblent déshérités pour toujours des jouissances d'une bonne santé. En remontant à la cause de leurs souffrances, nous apprenons que les uns ont éprouvé de profonds chagrins, passé des nuits au travail et vécu de privations, et que d'autres ont mené une vie déréglée qui les a conduits à la décrépitude avant l'âge. Indépendamment des nausées, des vomissements, du pyrosis qui altèrent profondément la nutrition de ces sujets et les jettent dans le marasme, nous constatons le plus souvent du ralentissement du pouls, des battements épigastriques fatigants, de la constipation et une excessive pusillanimité.

Trois mois de bains de mer suffisent pour redresser les fonctions de l'estomac et améliorer les conditions morales de ces dyspepsiques. Mais, pour atteindre ce but, que de combats ne faut-il pas livrer à leur répugnance pour l'eau froide? Les sensations qu'ils perçoivent des premières immersions sont en effet si pénibles qu'ils suffoquent, crient et se cramponnent convulsivement aux guides : cette scène se renouvelle à chaque bain, jusqu'au retour des forces générales, de l'appétit, des bonnes digestions et de la gaieté. Alors le tableau change : ils se passionnent si ardemment pour les bains qu'ils en prendraient avec bonheur plusieurs par jour, si on le leur permettait.

La facilité avec laquelle les dyspepsiques réagissent explique le bien qu'ils retirent de l'action thérapeutique des bains de mer. Leur guérison s'annonce ordinairement par une vigoureuse poussée à la peau : presque tous nos malades de cette catégorie ont eu, en effet, plusieurs furoncles en quittant l'établissement.

ACTION DES BAINS DE MER DANS LA NÉVRALGIE UTÉRINE.

Nous avons observé aux bains de mer quelques cas de névralgie utérine, dont les symptômes différaient peu de ceux de certaines altérations de texture de l'utérus. Cette tenace maladie, dont la cause nous a paru coïncider avec la métastase d'une névralgie faciale qui avait déserté subitement son poste, sans avoir donné signe de retour, s'apaisait pendant les chaleurs ardentes de l'été, et s'exaspérait au moindre abaissement de la température. Les femmes qui en étaient atteintes étaient amaigries, mal réglées, avaient des appétits fantasques et éprouvaient des douleurs lancinantes autour du bassin, jusqu'aux cuisses, avec de fréquentes envies d'uriner. L'apparition des règles, qui aurait dû augmenter leurs souffrances, ramenait au contraire le calme. Les bains de mer, sagement administrés, ne triomphaient de cette névralgie qu'après l'avoir rappelée à son siége primitif. Ce n'est qu'après vingt à trente bains que nous obtenions ce résultat.

On a quelquefois pris pour une névralgie utérine une métastase syphilitique ou eczémateuse sur l'utérus. En consultant nos souvenirs, nous pensons que cette erreur ne serait pas rare. Nous avons vu, en effet, à la suite de plusieurs bains de mer, apparaître à la peau de quelques femmes, qu'on traitait depuis plusieurs années d'une névralgie utérine, une poussée eczémateuse ou syphilitique, qui trahissait leur répugnance à confesser ce qu'elles voulaient ensevelir dans le mystère.

FAIBLESSE NERVEUSE.

Nous avons vu arriver aux bains de mer des femmes et des hommes, jeunes, qui se plaignaient continuellement de céphalée, accompagnée de grande lassitude, d'incertitude dans la marche, d'inappétence, de tristesse et d'indifférence pour les choses qui sont ordinairement agréables aux sens et à l'esprit. Les excès d'étude, la vie contemplative, les déceptions de l'amour et la spermatorrhée nous ont paru être les causes les plus ordinaires de leur affaissement nerveux. Les bains de mer, avec les affusions et les promenades à cheval, ou en voiture, eurent bientôt réveillé chez ces malades la vitalité nerveuse. Pendant que ce changement s'opérait, le retour à la santé s'annonçait par le coloris des joues, de bonnes digestions et l'animation de l'esprit.

Les cas les plus graves de faiblesse nerveuse nous ont été offerts par des jeunes gens épuisés par l'onanisme.

ACTION DES BAINS DE MER DANS LES RHUMATISMES NERVEUX.

Les sujets affectés de rhumatisme nerveux, très-sensibles aux changements de temps et à la fraîcheur de l'air des côtes, ressentent, en arrivant sur les bords de la mer, des malaises indéfinissables entraînant bientôt d'anciennes douleurs intercostales ou sciatiques. Nous attendons que ces malades soient bien acclimatés avant de leur faire prendre des bains de mer, car il est essentiel d'obtenir chez eux de franches réactions pour éviter une métastase sur les centres nerveux. Ces bains jouissent, dans ces cas, d'une efficacité incontestable lorsqu'on sait en surveiller l'action. Mais nous éloignons de la mer tout individu atteint d'un de ces rhumatismes nerveux caractérisés par des palpitations ou des spasmes suffocants, pour ne pas les laisser sous la menace d'accidents hémorrhagiques et cérébraux des plus graves.

RÉFLEXIONS.

On voit, d'après ce que nous avons dit sur l'action des bains de mer, combien il est important pour les malades de ne pas se baigner à la mer, sans avoir pris conseil de leur médecin. Cette précaution est d'autant plus nécessaire, que toutes les organisations ne se ressemblent pas, et qu'il y a autant d'états particuliers qu'il y a d'êtres.

En traitant ce sujet, nous nous sommes renfermé rigoureusement dans les conclusions de notre pratique.

Nous avons signalé, sans système arrêté, les inconvénients comme les avantages des bains de mer, et avons reconnu que leur efficacité était, dans plusieurs circonstances, favorisée par le traitement que les malades avaient suivi avant d'y recourir. Nous terminerons ces courtes réflexions en faisant observer que, pour qu'ils ne perdent rien de leur valeur thérapeutique, il faut que l'hygiène vienne leur prêter son appui.

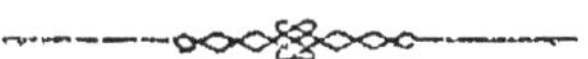

DE L'HYGIÈNE
AUX BAINS DE MER

En nous rendant compte des diverses dirconstances propres à l'administration des bains de mer dans les cas particuliers qui ont passé sous nos yeux, après avoir signalé les ressources qu'elle fournit à la thérapeutique dans les différents âges de la vie, et cherché à nous expliquer, par l'interprétation logique des faits, son mode d'action, nous avons eu pour but de donner à notre sujet un caractère pratique qui pût servir de guide au baigneur et au médecin. Pour compléter cette étude et en faire ressortir les avantages, nous croyons utile d'y joindre quelques notions hygiéniques.

L'observation de chaque année nous a prouvé, en effet, que pour recueillir des bains de mer les succès qu'ils sont en droit de promettre dans certains états morbides, il importait de surveiller les influences des bords de la mer sur l'organisme et de subordonner leur application à des préceptes.

DE L'HABITATION.

Le malade, en arrivant aux bains de mer, doit, avant toute chose, s'occuper de chercher un logement dont l'exposition lui soit favorable. Le choix de l'habitation est, pour quelques sujets, d'une telle importance, que les bienfaits qu'ils viennent demander à leur séjour sur le littoral dépendent des impressions de l'atmosphère marine sur leur tempérament.

Toutes les maisons n'offrent pas, sous le point de vue hygiénique des bains, les mêmes avantages. Ainsi, celles qui bordent la plage sont ordinairement préférées par le baigneur qui veut jouir de ses croisées du spectacle imposant de la mer, mais ne sont pas sans inconvénient pour les personnes nerveuses que le bruit des vents émeut et qui s'exagèrent les moindres sensations.

La prudence, basée sur la nature des antécédents et des prédispositions, doit donc toujours guider le médecin sur le choix de l'installation de son malade. Chaque année nous a fourni l'occasion de vérifier la justesse de cette assertion, et il nous est souvent arrivé de conseiller l'air doux et calme de l'intérieur des terres à des baigneurs que l'air de la mer irritait outre mesure.

Le baigneur qui cherchera un appartement n'oubliera pas que rien ne varie autant au bord de la mer que la température atmosphérique, et que là elle est ordinairement de deux à quatre degrés au-dessous de celle de la campagne, que ses variations sont liées à des phénomènes périodiques qui se font d'autant plus sentir, qu'elles arrivent brusquement, et que, quel que soit l'état du baromètre, elles se renouvellent chaque jour avec plus ou moins d'intensité, pendant le flux et le reflux, le matin et le soir, c'est-à-dire pendant l'éloignement plus grand à ces distances du soleil à l'horizon.

CHOIX DE L'HABITATION POUR LES ENFANTS.

L'action directe de l'air de la mer se manifeste si énergiquement chez les enfants, qu'on les voit acquérir promptement un caractère d'animation et de force, qu'ils n'avaient jamais possédé; mais tous ne subissent pas cette activité fonctionnelle sans secousses, sans désordres. Établissonts cette différence.

Doivent être logés loin de la mer, autant que la disposition de la localité pourra le permettre :

Les enfants doués d'une intelligence précoce, à sensibilité exaltée, et dont le sommeil est agité;

Les enfants maigres, sans appétit, ayant les intestins irritables et dont l'ensemble fait présumer qu'ils sont issus de souches tuberculeuses;

Les enfants qui, avec toutes les apparences d'une constitution robuste, sont lourds, se plaignent d'une lassitude générale, et sont constamment en lutte avec l'envie de dormir;

Les enfants sujets aux fluxions du système lymphatique et chez lesquels l'air vif détermine des oreillons ;

Les enfants que la violence de la réaction des bains expose aux congestions cérébrales, aux épistaxis ou à des mouvements pyrétiques périodiques qui troublent leur sommeil;

Et enfin les enfants dont le développement exagéré des amygdales est pour eux une cause de fréquents maux de gorge;

Que de parents qui, pour avoir méconnu ces contre-indications, ont porté la peine de leur imprévoyance ! il ne suffit pas que le médecin leur dise : faites prendre des bains de mer à vos enfants ; il faut aussi qu'ils sachent que l'air qu'ils respireront sur la plage est un milieu qui pourrait leur être très-nuisible, s'ils ne tenaient aucun compte de la conduite hygiénique à observer pendant l'usage des bains de mer.

Doivent être logés le plus près possible de la mer :

Les enfants portant au physique et au moral le cachet du tempérament lymphatique et de la constitution scrofuleuse (ces enfants ayant ordinairement des réactions incomplètes, trouvent dans l'ozone de l'air marin qu'ils respirent journellement un puissant auxiliaire des bains de mer qui fond les engorgements glandulaires et cicatrise les plaies en fortifiant l'organisme);

Les enfants rachitiques dont le thorax a la forme de celui du poulet et chez lesquels on constate une courbure des os longs ou une déviation de la colonne vertébrale (l'exposition de ces enfants aux émanations de la mer est d'autant plus nécessaire, qu'en raison de leur frêle constitution ils ne peuvent supporter que les bains de mer en baignoire pendant le cours de la première saison);

Les enfants qui ont langui dans des cités humides et dont le développement s'est trouvé arrêté par une longue maladie;

Les enfants s'enrhumant facilement en hiver et conservant pendant toute l'année une petite toux sèche dont la cause ne peut être révélée par l'auscultation ;

Les enfants prostrés par une transpiration habituelle ou par la croissance, dont la faiblesse musculaire et l'amaigrissement réclament le secours des toniques ;

Enfin, les enfants en nourrice, dont la dentition est tardive et nés de parents portant l'empreinte d'une prédisposition morbide originaire.

CHOIX DE L'HABITATION POUR LES JEUNES GENS ET LES ADULTES.

Lorsque le voisinage de la mer a l'inconvénient de provoquer des accidents spasmodiques, tels que : étouffements, strangulation gutturale, crampes, vertiges, etc., etc., il est rare qu'on ne les mette pas sur le compte des bains de mer. Si on savait que toutes les constitutions, tous les tempéraments ne ressentent pas de la même manière les modifications générales et locales suscitées par l'action de l'air marin, on ne tomberait pas dans une erreur aussi grossière.

Qu'on prenne deux jeunes gens de même âge : l'un dont la croissance a été rapide et que l'abus précoce des plaisirs a fait descendre à l'abattement physique et moral; l'autre ayant usé ses forces à de longues méditations ou à des études mathématiques, et qu'on compare les effets immédiats des bords de la mer sur chacun d'eux.

Le premier accusera dès les premières impressions de l'ozone marine des palpitations, un grand agacement nerveux et de la diarrhée, tandis que le second en ressentira un bien-être que réveillera son appétit et sa gaieté.

La stimulation du contact trop direct de l'air de la mer peut, comme on le voit, ou porter le trouble dans l'économie ou rétablir promptement l'équilibre des fonctions en restaurant les forces.

Nous avons toujours tiré un bon parti de l'atmosphère marine sur plusieurs de nos malades lorsque nous n'avons pas perdu de vue ce fait dans nos conseils sur le choix de leur habitation.

L'habitation sur les bords mêmes de la mer ayant pour les jeunes gens et les adultes des avantages voisins des inconvénients, il est donc rationnel de distinguer les cas où elle peut être salutaire de ceux où elle serait nuisible. Cette distinction nous a paru d'autant plus logique, qu'elle nous a toujours servi à régler les effets physiologiques des bains de mer sur le degré de sensibilité du sujet.

DOIVENT LOGER LOIN DES BORDS DE LA MER.

Les personnes ayant la poitrine faible et qui, sous l'influence des vents d'ouest, toussent en accusant des douleurs sternales avec alternatives de chaleur et de frissons;

Les femmes replètes sujettes aux enrouements et aux étourdissements, perdant facilement le sommeil et qui, en fixant pendant quelques minutes le mouvement des lames, éprouvent un malaise voisin du mal de mer.

Les femmes et les jeunes filles chlorotiques, très-sensibles au refroidissement de l'atmosphère, dont la menstruation irrégulière et insuffisante ne fournit qu'un sang pâle et aqueux et dont l'inappétence, accompagnée d'un dégoût insurmontable pour les aliments réparateurs, amène l'affaiblissement des forces musculaires;

Les femmes hystériques tourmentées par de violentes palpitations;

Les femmes qui souffrent des préliminaires de l'âge critique, auxquelles on conseille les bains de mer pour détourner tout mouvement fluxionnaire vers un organe important ;

Les jeunes femmes dont la menstruation s'annonce par des symptômes hystériques auxquels succèdent la gastralgie et l'altération des traits du visage;

Tous les sujets, en général, affectés de nervosisme très-accentué ;

Les jeunes filles nerveuses, mélancoliques, à appétit capricieux, conservant dès leur enfance une disposition aux affections catarrhales des oreilles et des yeux;

Les femmes sanguines perdant peu aux époques menstruelles et dont le sang se porte facilement à la tête.

(Dès les premières heures que ces femmes passent sur les bords de la mer, elles éprouvent de l'oppression, des vertiges, des bluettes et se plaignent bientôt d'une lassitude générale qui les invite au sommeil après chaque repas. Quand elles persistent à ne pas vouloir s'en éloigner, ces troubles peuvent prendre de fâcheuses proportions. Ainsi, l'époque menstruelle en subit un long retard, et, lorsqu'elle apparaît, elle s'arrête presque aussitôt pour revenir sous la forme d'une perte abondante ou pour aller semer dans une des régions de l'économie le germe d'une maladie inflammatoire.)

Les femmes qui, avant, pendant ou après l'époque menstruelle, tombent dans des états nerveux indéfinissables, accompagnés de douleurs utéro-hypogastriques aiguës ;

Enfin, les rhumatisants qui, redoutant les variations atmosphériques, ne manquent jamais de se plaindre de la fraîcheur de l'air de la mer.

PEUVENT LOGER SUR LES BORDS MÊMES DE LA MER.

Les femmes et les hommes souffrant de céphalée liée à une grande dépression de l'économie, sans altération du système nerveux ganglionnaire;

Les sujets que des affections catarrhales emprisonnent dans leur appartement pendant l'hiver et chez lesquels les muqueuses tombent pendant les chaleurs de l'été dans un état déplorable d'inertie qui les conduit à l'hypochondrie en les rendant dyspepsiques ;

Les hommes épuisés par des excès intellectuels et

dont les transpirations abondantes troublent les digestions;

Les jeunes gens lymphatiques affectés dès l'enfance d'incontinence d'urine nocturne;

Les jeunes femmes lymphatiques dont les menstrues n'ont pas reparu depuis la dernière couche et ont été remplacées par une abondante leuchorrée;

Les femmes mariées trop jeunes qui ont fait des fausses couches et chez lesquelles la leucorrhée dépend d'un grand relâchement de la muqueuse utéro-vaginale;

Les femmes lymphatiques affectées de déviation utérine avec ou sans engorgement;

Les femmes fatiguées par des couches rapprochées et atteintes d'une lésion du tissu de l'utérus;

Les femmes dont la stérilité contraste avec les attributs d'une bonne santé et d'une belle conformation, mais chez lesquelles, néanmoins, le sens génital endormi a besoin d'être réveillé par l'action stimulante de l'atmosphère saline et des bains de mer;

Enfin, les jeunes filles blondes, mélancoliques, aux lèvres pâles et au regard triste, éprouvant continuellement des tiraillements ou crampes gastriques, sous l'influence de pertes blanches qui ont résisté à tous les traitements.

VÊTEMENTS.

Il faut se couvrir plus chaudement sur les bords de la mer qu'on ne le ferait dans la ville et à la campagne. En effet, à peine arrive-t-on sur la plage, qu'on y éprouve un froid vif, et que les vêtements qu'on eût retranché en ville deviennent trop légers.

On doit toujours avoir avec soi un pardessus ou un manteau pour se soustraire aux brusques atteintes des fréquentes variations de l'air des côtes.

Les vêtements les meilleurs sont ceux qui conservent longtemps la chaleur du corps, en vertu de leur peu de conductibilité, qui se drapent de manière à offrir de la résistance aux vents, et qui possèdent le précieux avantage de sécher promptement lorsqu'ils sont mouillés. Les étoffes de laine, dont on peut varier l'épaisseur suivant le degré de sensibilité de la peau, sont préférables aux tissus de coton et de fil. Elles conviennent surtout aux valétudinaires et aux personnes frileuses qui portent de la flanelle.

On doit être très à l'aise dans ses vêtements, pour ne pas contrarier les effets de la réaction des bains et de l'excitation de l'atmosphère marine sur les capillaires cutanés. Nous engageons donc la baigneuse à rester sans corset pendant cette réaction.

La température de l'air de la mer s'abaissant subitement, même dans les jours les plus chauds de l'été, au moment où le soleil se couche, il est prudent de déserter à la hâte la plage, si on est vêtu à la légère. Les femmes décolletées, à bras nus, devront à l'instant même rentrer chez elles, pour passer une robe montante et couvrir chaudement leurs épaules. Cet avertissement nous fournit l'occasion de leur recommander l'usage des pantalons. Cette pièce de toilette, qui est devenue indispensable depuis l'adoption de la crinoline, l'est surtout dans les promenades sur le galet et les escarpements des falaises, pour un motif que nous tairons, parce qu'il se devine facilement.

Il est de mauvaise hygiène de laisser circuler sur la plage les enfants vêtus à l'écossaise, par tous les temps. Si cette mise a l'avantage de les fortifier pendant les ardeurs du soleil, il faut reconnaître qu'elle les expose au refroidissement des jambes, et par conséquent au refoulement du sang vers la poitrine et la tête pendant la fraîcheur des matinées et des soirées. Pour les préserver de ces accidents, il suffira de leur faire porter des pantalons en calicot, au moment où la température fléchira et lorsque les vents souffleront de la mer.

COIFFURE.

Le coup de soleil est ordinairement la première dette que paye à la grève le baigneur imprévoyant : il peut en être quitte, il est vrai, pour un changement dans la couleur de son teint; mais il pourrait aussi en résulter pour lui quelques accidents sérieux, tels que vomissements, congestion cérébrale, érysipèles, épistaxis, etc.; il s'en préservera en portant un chapeau à larges bords.

L'ombrelle ne garantit qu'imparfaitement la tête des rayons brûlants du soleil, et devient incommode aux baigneuses lorsqu'elles veulent se livrer à la lecture, au dessin, ou à des travaux d'aiguille sur le galet. La plage n'ayant pour tout ombrage que celui que se disputent deux ou trois tentes pas assez spacieuses pour abriter tous les baigneurs et les curieux, nous conseillons aux dames qui tiennent à conserver la blancheur de leur visage d'adopter le chapeau de bergère. Nous ne connaissons pas une coiffure qui puisse mieux remplir ce but, et qui convienne aussi bien à toutes les figures et à tous les âges.

DE LA CHAUSSURE.

Les chaussures à doubles semelles, à cuir souple et qui emboîtent les pieds sans serrer le bas de la jambe, façonnées de manière à ne pas laisser passer le sable et les petits galets par-dessus leurs bords, sont préférables, sur la plage, à celles dont le cuir laisse pénétrer l'humidité et se rétrécit au contact de l'eau. Il faut qu'elles soient assez larges pour pouvoir s'en chausser avec des bas de laine, et éviter toute pression sur les cors, que l'eau de mer a l'inconvénient de durcir et de rendre par conséquent très-douloureux.

Nous recommandons surtout aux mères de s'assurer, plusieurs fois par jour, si leurs enfants n'ont pas les pieds mouillés. Cette précaution doit être rigoureusement observée pour ne pas laisser ces petits êtres sous l'imminence d'accidents fâcheux, tels qu'engorgement des ganglions cervicaux, congestion des amygdales, bronchites, pleurésies, etc., maladies assez fréquentes dans l'enfance, sur les bords de la mer. Nous n'ignorons pas qu'il est très-difficile d'exercer cette surveillance, car nous avons vu des enfants qu'une sorte d'instinct poussait à faire ce qu'on leur défendait, prendre plaisir à jouer du matin au soir avec le mouvement de va-et-vient de la lame, le pied littéralement dans l'eau, que le poids de leur corps faisait sourdre du galet. Mais alors il faudra les chausser avec des bottes à la russe, graissées et à semelles doublées de liége.

Nous engageons les femmes qui viennent aux bains de mer, pour rétablir leur santé altérée, à porter par-dessus leurs bottines des socques ou des galoches, pour se garantir des indispositions qui résultent de l'humidité aux pieds. Quant à celles qui n'y sont attirées que par l'attrait des plaisirs, préférant l'agréable à l'utile, et tenant à être aristocratiquement chaussées pour faire ressortir la pureté des formes de leurs pieds et de leurs jambes, nous nous contenterons de leur dire qu'il est plus facile de prévenir une maladie que de la guérir quand elle est venue.

DU LIT.

Pour que le sommeil puisse réparer convenablement les pertes que le système nerveux a faites pendant la veille, et dissiper la fatigue résultant de l'excitation générale que l'air de la mer et les bains produisent, il faut que la composition du lit du baigneur lui promette un doux repos.

En général on dort mal dans un lit trop moelleux, pendant la cure aux bains de mer : la sueur qu'il favorise et entretient détruit une grande partie des forces qu'on a reçues de la mer, et donne un réveil accompagné d'accablement et d'inertie intellectuelle; cet inconvénient se produit d'autant plus facilement que la peau est mise, par les bains, dans un état d'activité que l'édredon et la surcharge des couvertures ne font qu'augmenter.

De toutes les causes qui troublent le sommeil, la transpiration nous a paru être la plus désagréable et la plus débilitante : il importe donc de ne pas lui laisser le champ libre, et si on ne pouvait y parvenir complétement, de la réduire à sa plus simple expression. On atteindra ce but en choisissant un lit un peu dur, et n'ayant qu'une couverture en coton, assez ample pour pouvoir être mise en double dans le cas de refroidissement subit de l'atmosphère pendant la nuit.

A l'occasion des inconvénients de cette transpiration, nous recommanderons au baigneur de ne pas coucher dans une chambre sans cheminée, par la raison que l'air de cette chambre, ne pouvant être renouvelé, finit par ne plus contenir la quantité d'oxigène nécessaire à l'hématose, et par se vicier, cause de ralentissement de la circulation, et par conséquent de sueur froide pendant le sommeil.

Avis donc aux familles!

Nous ferons observer qu'en général les draps du lit semblent humides aux nouveaux habitants de la plage, et que cette sensation, qu'on attribue à la négligence ou à l'exposition malsaine de l'habitation, est souvent un sujet de reproches et de plaintes. Il faut qu'on sache qu'il ne peut en être autrement, car l'évaporation saline pénètre partout, passe même à travers les murs les plus épais, et vient humecter les habits, chemises et chaussures du baigneur, même dans les meubles. Mais ce dépôt de la poussière saline, loin d'être nuisible à la santé, est au contraire un auxiliaire bienfaisant des bains de mer, surtout pour les sujets lymphatiques. Qu'on entre dans la chaumière du pêcheur? En voyant l'humidité ruisseler des murs de leur réduit et du sol, on se demande comment ils peuvent y vivre avec leurs enfants, et pourtant ils sont vigoureux et arrivent à la vieillesse sans infirmité.

L'humidité de l'atmosphère marine n'a aucun des

inconvénients de celle de l'atmosphère des villes et de l'intérieur des terres. On porte, en effet, des vêtements imprégnés d'eau de mer sans s'enrhumer, tandis que les vêtements mouillés par la pluie occasionnent un malaise qui tourne bientôt en frisson insupportable. La lenteur avec laquelle l'eau marine s'évapore et l'excitation que ses sels développent à la peau expliquent cette différence. Cette déclaration rassurera, nous le pensons, le baigneur craintif qui, en entrant dans son lit, en trouverait les draps humides.

DE L'ALIMENTATION.

Pour que l'alimentation du baigneur réunisse les conditions hygiéniques nécessaires à l'accomplissement libre des fonctions assimilatrices, il faut qu'elle reste dans les limites d'une sage tempérance. Il ne devra donc pas obéir aveuglément à l'exagération de l'appétit que l'air vif de la mer développe. En mangeant modérément il réparera mieux et conservera sa lucidité d'esprit. Plus on mange et plus on veut manger. Mais disons avec Dionis, qu'entre ces deux partis de beaucoup ou de moins manger, nous prendrions toujours le dernier, parce qu'il n'entraîne jamais aucun inconvénient fâcheux.

L'alimentation proportionnée aux pertes que les bains de mer font subir à l'économie en augmentant les perspirations pulmonaires et cutanées sera toujours la plus salutaire.

Les aliments les plus sains sont ceux que l'estomac dans son état normal digère sans fatigue et qui nourrissent bien sous un petit volume. Il ne sera question ici que de ceux dont le baigneur fait ordinairement usage sur les plages.

En première ligne se présentent les viandes de bœuf et de mouton, rôties et grillées de manière à ne pas leur faire perdre leur jus, qui, comme on le sait, est très-nutritif. Viennent ensuite les viandes blanches, de veau et de volailles. Celles-ci, bien moins réparatrices que les précédentes, sont pesantes à l'estomac lorsqu'elles ne sont pas suffisamment cuites, et prolongent le travail de la digestion. Recherchées des gourmets parce qu'elles se prêtent facilement à toutes les combinaisons culinaires qui flattent le goût, l'odorat et l'œil, il est rare qu'un repas soit pris sans qu'elles soient servies sur la table. Leurs principes étant peu alibiles, nous conseillerons au baigneur d'en user modérément.

A côté des viandes blanches nous faisons figurer les poissons, les mollusques et les coquillages. Quoique leur chair soit moins nourrissante, il n'y a pas un baigneur qui ne veuille profiter de son séjour sur les bords de la mer pour s'en régaler. Mais il faut l'avouer, beaucoup d'entre eux ne peuvent contenter cette envie. Celui qui croit qu'aux plages peuplées de pêcheurs, le poisson doit abonder et être vendu à bas prix, nourrit une chimère. Qu'il sache donc qu'à Étretat, du moins, tout le poisson pêché est immédiatement vendu à des spéculateurs, au plus offrant, enlevé, envoyé à Paris et que les hôtels et quelques gros propriétaires s'en disputent la petite réserve du bateau. On peut cependant s'en procurer lorsque la pêche est abondante malgré la concurrence des enchérisseurs. Il ne faut pour cela que s'adresser directement à un pêcheur obligeant qui se chargera d'en fournir au prix du dernier enchérisseur, moyennant un petit bénéfice. Enfin, lorsqu'on en sera réduit à s'en priver, on aura eu pour consolation le spectacle enchanteur de la rentrée gracieuse des barques à la voile et de l'animation des curieux qui accourent au perrey au moment où le coup de conque annonce la rentrée au port de cette légère flotille.

On croit généralement que tous les poissons de

mer se digèrent facilement et constituent une nourriture fortifiante et tempérante. C'est une erreur que nous ne partageons pas. Plus la chair d'un poisson est ferme, peu albumineuse et contient d'huile grasse, plus elle est indigeste. Ainsi, l'anguille de mer, l'esturgeon, le rouget, le maquereau, le mullet, le homard, la langouste, la salicoque, la crabe, sont lourds et d'une digestion très-laborieuse, tandis que le turbot, la sole, la limande, la raie, la morue, l'huître, la moule, sont légères à l'estomac et chymifiées sans malaise.

Personne n'ignore que dans certaines circonstances l'ingestion de la moule peut produire des phénomènes inquiétants, tels que vomissements, urticaire, céphalalgie orbitaire, gonflement des paupières, fièvre et quelquefois syncope comme nous avons eu occasion de l'observer. Le moyen le plus sûr d'éviter ces accidents, c'est de ne pas en manger, et celui de les combattre consiste dans l'administration d'un vomitif et ensuite d'une potion éthérée prise par cuillerée à soupe de demi en demi-heure. Ainsi traité, ce véritable empoisonnement ne laisse après lui aucun désordre grave.

Sur 19 cas de ce genre que nous avons observés, nous avons constaté comme conséquence : sur 5 hommes et 2 femmes une violente excitation des organes de la génération dont la durée moyenne a été de six jours; chez une femme nerveuse, une vaginite aiguë qui a cédé au septième jour à des bains de siége émollients, et chez deux femmes vigoureusement constituées, une menstruation surabondante. Cette remarque nous a paru offrir de l'intérêt au point de vue de l'appréciation physiologique de l'action élective de la chair de poisson sur l'économie. Cependant nous ne nous y arrêterons pas ici, car elle nous conduirait à nous demander si la fécondité des ichtyophages ne devrait pas être attribuée au phosphore que contient la laitance de tous les poissons, sujet que des savants et illustres voyageurs ont traité contradictoirement et que par conséquent nous n'aurons pas la témérité d'aborder après de si hautes autorités.

DU BOUILLON.

Le bouillon de viande de bœuf est un excellent aliment que l'économie s'assimile bien et qui convient à tous les estomacs à l'état normal. Rien ne vaut un consommé, lorsque l'appétit se fait vivement sentir avant l'heure du repas.

Il est surtout utile aux baigneurs chez lesquels l'affaiblissement momentané des forces vitales succède à l'excitation qui accompagne la réaction du bain. Aussi recommandons-nous expressément d'en faire prendre, après chaque bain de mer, une bonne tasse aux enfants chétifs. La douce chaleur qu'il développe dans leur circulation leur procure bientôt un sentiment de force et de bien-être qui modère la stimulation de la mer, sur le système nerveux.

Le lait est réparateur, mais chez quelques personnes il produit les effets de l'alimentation relâchante. Celui de vache, qui forme la base de la nourriture des habitants du Littoral normand, réunit à ses qualités nutritives une saveur agréable qu'il doit aux pâturages des falaises. Quoiqu'il soit ordinairement facile à digérer, il est néanmoins mal toléré par certains estomacs.

Pris froid trop près des repas, pendant les chaleurs de l'été, il suspend la digestion. Ainsi, parmi les baigneurs qui, dans leurs promenades à travers champs, s'arrêtent aux fermes pour s'en régaler, il est rare qu'il n'y en ait pas un qui ne soit réveillé au milieu de la nuit par des coliques accompagnées de diarrhées ou de vomissements, surtout s'ils ont mangé en même temps du pain bis et bu du cidre.

Nous avons été appelé souvent à donner nos soins à des baigneurs qui se croyaient atteints de cholérine ou empoisonnés par le cuivre d'une casserole mal étamée, quand en réalité ils n'avaient autre chose qu'une indigestion dont quelques tasses de thé et des applications chaudes sur le ventre faisaient promptement justice.

Le lait, selon nous, n'est ni assez stimulant ni assez tonique pour convenir aux baigneurs qui viennent demander à la mer les forces qu'ils ont perdues, et principalement aux enfants lymphatiques que le régime relâchant prédispose aux engorgements des glandes et à l'inertie des organes. Son abus pourrait donc avoir des inconvénients pendant la cure aux bains de mer. Il sera bon d'en conseiller l'usage aux sujets vigoureux que l'air de la mer constipe avec opiniâtreté; mais, hors ces cas, il augmentera la sueur et entretiendra le corps dans un état de mollesse que toutes les fonctions partageront. Nous voulons bien reconnaître que pour quelques familles il soit commode d'avoir presque aussitôt qu'elles le désirent une tasse de lait bien crémeux; mais nous ferons observer que, pour qu'il nourrisse sans stupéfier l'estomac, il faut ne le prendre qu'avec un peu de pain.

DES ŒUFS.

L'œuf, ressource du promeneur que la faim surprend dans ses excursions, entre dans la presque généralité des préparitions culinaires servies sur nos tables, et est, quand il est frais et cuit à la coque, le mets de prédilection des personnes qui déjeûnent au thé. Sa digestibilité n'est pas la même selon qu'il est peu cuit ou dur. L'œuf qui n'a passé que deux minutes dans l'eau bouillante est sans contredit le meilleur qu'on puisse manger à la coque. Le dur est au contraire lourd, indigeste et provoque des des renvois des plus désagréables.

Cette substance s'assimile, mais répare peu ; elle resserre les intestins et durcit les matières fécales. Si cette propriété est un inconvénient pour les individus ordinairement constipés, elle remédie aux anxiétés de ceux qui se plaignent de l'état opposé.

Indépendamment de ses usages comme aliment, elle constitue une précieuse ressource contre l'empoisonnement par le cuivre. Le blanc d'œuf délayé est en effet le meilleur contre-poison dans cette circonstance.

Enfin on administre avec avantage son jaune au

excès. Cet abus, en effet, ferait subir de grandes pertes à l'économie en augmentant ou les urines ou les sueurs, et compromettrait le bon résultat des bains de mer.

D'après ce qui précède, tout baigneur pourra aisément se faire un régime approprié à sa constitution et à ses habitudes. Néanmoins nous lui signalerons comme étant la meilleure l'alimentation nourrissante et en même temps rafraîchissante, en lui conseillant d'en proscrire les mets qui doivent leur saveur relevée aux épices.

DES BOISSONS.

La boisson que le baigneur doit préférer à ses repas est celle dont il fait habituellement usage, et que son estomac tolère facilement.

L'eau pure, aux bains de mer, ne possède pas toutes les qualités requises pour venir en aide à la digestion et maintenir les organes au niveau des forces de l'activité réparatrice; non-seulement elle est lourde à l'estomac, mais encore elle affaiblit en provoquant d'abondantes sueurs et en contrariant l'action tonique des bains. D'ailleurs, reconnaissons-le, elle est bien loin, aux plages, de réunir les conditions essentielles de l'eau d'une pureté irréprochable. En effet, l'eau de la généralité des puits à Étretat est si saumâtre qu'elle n'est pas potable; celle même du ciel, la meilleure dans tous les pays lorsqu'elle est convenablement aérée, n'y est pas parfaite. Cette dernière, en se chargeant de la poussière saline que l'atmosphère de la mer dépose sur les toitures, acquiert à la longue dans la citerne un arrière-goût d'eau salée qui la rend désagréable et suspecte aux palais, habitués à la bonne eau.

Au baigneur qui ne boit habituellement que de l'eau, nous recommanderons donc d'en user très-modérément, et à celui qui aime le vin de la rougir par moitié.

Les boissons qui étanchent la soif et favorisent la digestion, en sollicitant la sécrétion du suc gastrique, sont celles auxquelles il faut accorder la préférence pendant les repas : le vin, la bière et le cidre généreux réunissent au premier degré ces précieuses qualités.

Lorsque les chaleurs accablantes de la canicule déprimeront les forces, il faudra boire, au commencement et à la fin de chaque principal repas, un verre à Bordeaux de bon vin. Nous donnons ce conseil particulièrement à ceux qui se passionneraient pour le petit cidre qu'on sert à discrétion sur toutes les tables d'hôte et qui finit par délabrer l'estomac le plus solide ou par occasionner de violentes coliques.

Parmi les baigneurs, on en voit quelques-uns prendre après leur repas un petit verre de Cognac ou de rhum. L'habitude leur fait une loi expresse d'en agir ainsi, et s'ils n'y obéissaient pas, leur digestion deviendrait laborieuse. Nous les engagerons à ne pas la pousser jusqu'à l'excès, même quand il leur arrivera de faire un repas plus copieux qu'à l'ordinaire. L'usage immodéré des liqueurs alcooliques, surexcitant d'abord le système nerveux et ensuite le plongeant dans l'engourdissement, provoque pendant le sommeil des transpirations abondantes qui s'opposent à l'efficacité des bains de mer. A ce trouble vient bientôt se joindre la perte de l'appétit, et de cet état au dégoût pour les aliments la pente est rapide. Que fait-on alors pour réveiller ce sentiment ordinairement si vif sur les bords de la mer? On prend avant les repas l'absinthe; mais, qu'on ne l'oublie pas, la faim que cette substance ranime n'est qu'une fausse faim suivie d'une exagération de la soif qui augmente les dépenses du corps en ouvrant ses voies émonctoires aux boissons ingérées pour la satisfaire. Loin de nous la pensée de vouloir priver le baigneur de cette habitude et encore moins du plaisir qu'il éprouva à la faire partager; répétons-lui seulement qu'il est de bonne hygiène d'user sobrement des liqueurs alcooliques dans les cas où il ne pourrait les proscrire complétement de son régime, s'il tient à conserver intact le gouvernement de son intelligence.

Quant au café, nous ne lui attribuons aucun des défauts des liqueurs spiritueuses. A ceux qui exagèrent ses moindres inconvénients, nous soutiendrons sans hésitation que cette délicieuse infusion rend de grands services dans certaines circonstances de la vie morale et physique, qu'elle est le complément d'un bon dîner et la consolation d'un mauvais; et que non-seulement elle facilite la digestion, mais encore qu'elle inspire agréablement l'imagination. Une liqueur qui exerce une telle influence ne peut, ce nous semble, être malfaisante. Au point de vue matériel, elle favorise l'action organique du système circulatoire et musculaire, en répandant dans l'économie le sentiment de bien-être qu'elle apporte dans l'estomac; au point de vue mental, elle stimule la faculté intellectuelle et dégage la pensée de toute contrainte. Que pourrait-on désirer de mieux? On lui reproche de produire l'insomnie et des palpitations. Faisons observer à ce sujet que l'habitude de son usage modifie l'énergie de ses effets. Nous conviendrons cependant que ses propriétés stimulantes sont nuisibles aux personnes atteintes d'une maladie du cœur ou des gros vaisseaux, ou d'une inflammation viscérale chronique; mais on sait que les médecins n'envoient pas de tels malades aux bains de mer et que nous ne nous adressons qu'à ceux qui viennent leur demander la force qu'ils ont perdue ou qu'ils n'ont jamais possédée. Nous ajouterons, pour dissiper les accusations portées contre cet incomparable nectar, qu'il est reconnu comme un excellent palliatif dans l'asthme nerveux, la migraine, la coqueluche, etc., etc., et comme le meilleur contre-poison des substances narcotiques, et particulièrement de l'opium.

Nous conclurons donc de ce qui précède que, lorsque le café est pris après le principal repas, il ne peut être nuisible aux baigneurs qui éprouvent le besoin de lutter contre la mollesse de leur constitution et sont habitués à son usage, et qu'il invite aux spirituelles causeries, le plus efficace et le plus doux remède contre l'ennui et la tristeste loin de sa famille.

Passons au thé.

Le thé est aujourd'hui une boisson si vulgaire, que nous ne pouvons nous dispenser d'en dire quelques mots. Cette infusion a un parfum et une saveur si agréables, que son usage est devenu pour quelques familles une habitude insurmontable. Nous voulons bien admettre qu'elle laisse au palais de doux souvenirs; mais est-elle aussi salutaire dans nos climats que le proclament l'engouement dont elle est l'objet et la préférence que lui accordent les Anglais, les Russes et les Hollandals qui, soit dit en passant, ne s'en portaient pas moins bien avant l'introduction du thé en Europe? Nous ne le pensons pas; nous croyons, au contraire, que cette infusion qu'on n'employait autrefois dans les ménages que contre les indigestions, a puissamment contribué à rendre les Françaises très-nerveuses et à créer des variétés de nervosisme inconnues de nos aïeux. Son abus, en effet, provoque chez quelques personnes des vertiges, des névralgies, de l'amaigrissement et même une inflammation lente et progressive des reins qui finit par rendre les urines albumineuses. Néanmoins, nous lui reconnaissons des qualités dont l'utilité ne peut être contestée dans plusieurs circonstances. Ainsi, il sera bon d'y recourir pour les sujets dont les forces tombent tout à coup après la fièvre du bain et qui s'abandonneraient sans la moindre résistance au sommeil de l'abattement; et pour ceux dont la réaction s'arrête à moitié chemin ou qui ne peuvent se réchauffer après un bain pris dans de mauvaises conditions.

Nous ne nous occuperons pas plus longtemps des avantages et des inconvénients du thé; nous engagerons seulement les baigneurs et baigneuses qui ont l'habitude d'en prendre avec exagération de n'en boire pendant la durée de leur séjour sur les bords de la mer qu'une fois par jour, et ceux qui n'en usent que par occasion dans les petites soirées d'intimité de l'affaiblir avec beaucoup de lait ou d'eau avant de le porter à leurs lèvres.

NOMBRE DE REPAS PAR JOUR.

Il est difficile de limiter la quantité de repas que le baigneur doit faire par jour. Ainsi, il n'est pas rare de voir des individus avoir toujours faim sur les bords de la mer, et d'autres, au contraire, n'avoir de l'appétit qu'en mangeant. C'est par cette raison probablement que les uns s'accommodent aisément de la régularité dans les heures des repas et que les autres ttendent le besoin impérieux de réparer avant de s'attabler. Deux bons repas par jour doivent suffire à celui qui se livre sans se fatiguer à des occupations sédentaires agréables à l'esprit, dans le but d'abréger la longueur des journées, mais ne contenteraient pas l'estomac du baigneur qui parcourt à pied ou en voiture les sites des environs pour chasser l'ennui et varier ses impressions. L'activité fonctionnelle de ses organes étant, en effet, plus grand, il est naturel que le retour de l'appétit se fasse sentir chez lui avec toutes ses exigeances entre les principaux repas.

Il faut donc que le nombre des repas soit subordonné aux pertes qu'entraîne l'exercice de notre organisme, et, lorsque la faim avertit qu'il est temps de les réparer, lui obéir sans retard, surtout s'il y a entre le déjeuner et le dîner un écart trop considérable.

Les enfants qui, comme on le sait, digèrent plus rapidement que les adultes et dont les sensations acquièrent sous l'influence de l'excitation des bains de mer un degré de susceptibilité instinctive qu'ils n'avaient pas habituellement, doivent faire quatre repas par jour, en laissant entre chaque assez de distance pour que l'un d'eux ne se trouve pas trop rapproché du moment du bain.

Voici l'ordre de ces repas :

Le matin, au réveil, une petite tasse de chocolat ou un léger potage, une heure au moins avant le bain de mer ;

Déjeuner à la fourchette à dix ou à onze heures ;

Collation à trois heures ;

Dîner à six heures.

Nous ne nous arrêterons pas davantage sur cette règle d'hygiène, mais nous ferons observer que s'il est mauvais de résister à la faim, il est encore plus mauvais de charger trop l'estomac d'aliments. Qu'on n'oublie jamais que le meilleur des repas est celui qui laisse l'esprit sain et tient le corps libre. Pour ne pas s'écarter de ce conseil, il ne faut pas manger jusqu'à la satiété. Nous avons vu des personnes chez lesquelles l'atmosphère marine, en augmentant sympathiquement l'action de l'estomac, développait si subitement la faim que le moindre retard à la satisfaire était suivi d'un trouble dans les idées, de vertiges et de syncopes. C'est à celles-là particulièrement que nous recommanderons d'être sobres entre les repas, car une tasse de bouillon leur suffira pour faire cesser tout malaise de ce genre.

Quant à la faim incessante qui dépend de la présence de vers intestinaux, d'une sécrétion trop abondante des sucs gastriques, de l'hystérie, de la chlorose, de l'hypochondrie, de la convalescence, il faudra la considérer comme un état pathologique, et, par conséquent, recourir aux conseils des médecins pour en prévenir les accidents.

DE L'EXERCICE.

L'exercice du corps, pendant la cure aux bains de mer, est un puissant auxiliaire de l'action de ces bains sur les différents ressorts de l'organisme. Ainsi, la gymnastique, les promenades, l'escrime, l'équitation, la danse et la natation développent la force musculaire et favorisent la circulation du sang dans les membres. Mais pour que ces exercices soient salutaires, il faut s'y livrer régulièrement chaque jour, et sans faire subir à l'économie des pertes inutiles. Pris, en effet, modérément et sans fatigue, ils exerceront une douce influence sur le moral, en équilibrant les forces nécessaires à l'accomplissement des fonctions. Qui douterait des changements heureux qu'impriment à l'âme les voyages chez les personnes persécutées par le chagrin, ou épuisées par des excès intellectuels? .

Le meilleur exercice pour le baigneur sera celui vers lequel le porteront ses goûts, son tempérament et son âge. Les promenades en voiture conviendraient donc aux personnes faibles, aux femmes, aux vieillards et aux convalescents, et la marche, la danse, l'équitation et l'escrime aux jeunes gens lymphatiques que l'oisiveté a rendus apathiques.

Parmi les exercices, il en est deux surtout qui réclament une grande prudence et une surveillance continulle : nous avons signalé la natation et les promenades en barque.

La natation à la mer est un exercice très-amusant, mais n'étant salutaire qu'à la condition qu'il ne sera pas porté jusqu'au refroidissement, conséquence de la soustraction du calorique animal que produisent les longues immersions. Celui qui s'y livrera sans excès sortira de l'eau plus agile, plus fort, et résistera mieux à l'action débilitante des chaleurs de l'été; tandis que celui qui obéira à l'attrait du plaisir de cette récréation jusqu'à la fatigue, n'en retirera qu'accablement, sans le moindre bénéfice pour la santé.

Parmi les baigneurs, nous avons vu quelques bons nageurs, qui pour se faire remarquer, défiaient avec une témérité chevaleresque la brutalité des lames pendant une grosse mer, et gagnaient le large trop loin des bateaux de sauvetage et des guides pour être entendus et secourus à temps en cas de crampe ou de faiblesse. De telles bravades, qui exposent à chaque instant la vie des guides, tous hommes de cœur ne reculant jamais devant un danger pour aller disputer aux vagues un imprudent qui se noie, ou son cadavre, seront, nous en sommes convaincu, sévèrement condamnées par les personnes raisonnables, et surtout par les mères qui redouteront l'influence de l'esprit d'imitation sur leurs enfants. Nous nous associons sans réserve à ces impressions; aussi, accueillerons-nous toujours avec une profonde reconnaissance toutes les mesures rigoureuses prises par les autorités, pour que notre belle plage ne devienne jamais le théâtre d'un de ces drames déchirants dont les journaux nous apportent tous les étés le sinistre récit.

La promenade en barque est un de ces exercices qui séduisent l'imagination, et dont le plaisir qu'ils procurent finit le plus souvent par un grand malaise. Que les baigneurs fassent leur profit de cet avertissement !

On choisira toujours pour cet amusement un ciel sans nuages orageux et une mer calme. Je conseillerai aussi aux personnes qui n'ont jamais navigué d'être chaudement vêtues; car, quelle que soit la chaleur qui règne à terre, la température de l'air en mer est sensiblement rafraîchie par l'évaporation continuelle des lames. Pour qu'on noublie pas notre recommandation, nous dirons que le refroidissement sur mer et l'inaction dans laquelle on reste dans le bateau sont, avec le roulis ou le tangage, cause du mal de mer. Et que ne ferait-on pour prévenir l'invasion de cet affreux mal, sans remède quand il s'est déclaré, ébranlant tellement l'organisme qu'en touchant terre le sol semble se dérober sous les pieds, et qui, pendant le sommeil, change le lit en bateau et la chambre en Océan? Nous ne craignons pas d'avancer qu'on ne trouvera jamais le moyen de s'en préserver : il faudrait en effet, pour y parvenir, avoir la faculté de pouvoir arrêter à volonté le mouvement des flots. Tout ce que l'impudence du charlatanisme a inventé pour l'exploiter n'en a donc jamais préservé personne. Mais si on ne peut l'éviter, on peut du moins en retarder l'invasion. Nous allons indiquer les moyens que nous proposons dans ce but.

Avant de vous embarquer, habillez-vous chaudement, déjeunez passablement et buvez une tasse de bon café. Quand la barque voguera, ne vous amusez pas à regarder l'eau fuir le long de ses flancs, mais portez vos regards tantôt à l'horison, et tantôt sur les côtes, pour reposer l'œil sur un point fixe. Si ces précautions ne répondaient pas à votre désir, renoncez aux longues promenades en mer, ou revenez à terre aux premières menaces du mal de mer.

Les promenades en mer ont rarement l'hygiène pour but. Si elles offrent de l'agrément à quelques-uns, elles pourraient être funestes à ceux qui doivent redouter les efforts des vomissements. Ainsi, les femmes grosses et les personnes atteintes de hernie ou d'anévrysme s'exposeront à des accidents terribles lorsqu'elles auront la faiblesse de céder à l'attrait de ce plaisir.

Avant de quitter ce sujet, nous engagerons les promeneurs en bateau de ne pas s'embarquer sans avoir sur eux une gourde pleine de cognac et une ceinture de sauvetage, car on ne sait jamais ce qui peut arriver sur l'Océan : on part le cœur content avec un ciel pur et une mer unie, et on revient avec la tempête et une mer furieuse.

SOINS DE LA CHEVELURE AUX BAINS DE MER.

L'eau de mer durcit la chevelure, mais n'en altère ni la qualité ni la couleur. Lorsque, en effet, on ne débarrasse pas les cheveux des sels marins dont ils s'imprégnent à chaque bain, ils se racornissent au contact de l'air et se rompent plus facilement. Il suffira d'un simple lavage avec une infusion aroma tique tiède et d'en exprimer ensuite l'humidité avec des serviettes pour leur restituer toute leur souplesse et les rendre dociles à la main de la caméniste. Si malgré ces soins la chevelure restait humide, il faudrait la poudrer avec une poudre absorbante, avec la poudre à la maréchale, par exemple, ou la farine grossière du blé noir, et, après cette opération, couvrir la tête d'un tissu qui puisse éponger la transpiration du cuir chevelu, pour que cette transpiration ne fasse colle avec la poudre.

Sans proscrire d'une manière absolue l'usage des pommades, nous conseillons aux dames de ne pas en abuser, car les corps gras s'opposent à l'absorption des sels marins par le système capillaire. Nous les engageons à leur préférer la glycérine pure et parfumée, cette substance réunissant à l'avantage de fortifier les cheveux la propriété d'empêcher la formation des pellicules qui en occasionnent ordinairement la chute.

Analyse d'un litre d'eau de l'Océan, prise au Havre, à quelques lieues de la côte.

Chlorure de sodium	27,704
Chlorure de magnésium	2,905
Sulfate de magnésie	2,462
Sulfate de chaux	1,210
Sulfate de potasse	0,094
Carbonate de chaux	0,132
Silicate de soude	0,017
Bromure de sodium	0,103
Bromure de magnésium	0,030
Oxyde de fer, carbonate et phosphate de magnésie, traces, oxyde manganèse	0,030
	32,667

L'eau de mer chauffée, coupée avec des eaux salines artificielles ou naturelles dans certaines proportions, jouit des mêmes propriétés thérapeutiques que les eaux minérales salines de l'Allemagne. « Il est facile de comprendre, disent MM. L. Figuier « et L. Mialhe, que si l'on composait des mélanges « convenables d'eau de mer avec l'eau douce ou bien

« avec certaines de nos eaux salines françaises, on « pourrait arriver à composer des bains qui repro- « duiraient d'une manière à peu près intégrale les « bains de certaines eaux minérales.

« Ainsi, pour prendre un exemple, si l'on réunit « une partie d'eau de mer, une partie d'eau de Bour- « bonne et une partie d'eau douce, on obtient un « mélange dont la composition est à peu de chose « près la même que celle de Hombourg. Le poids du « résidu total est le même, le sel marin et le chlorure « de magnésium s'y trouvent en égale quantité. Le « mélange artificiel renferme seulement un peu de « sulfate de magnésie que ne contient pas l'eau natu- « relle. Enfin, si le mélange ne renferme pas autant « de carbonate de chaux que l'eau de Homboug, ce « sel s'y trouve remplacé par un poids équivalent de « sulfate de chaux. Ce mélange artificiel ne diffère de « l'eau de Hombourg que par l'existence, dans l'eau « artificielle, d'un peu de bromure qui n'existe pas « dans l'eau de Hombourg et par le carbonate qui se « trouve dans cette dernière et n'existe pas dans le « mélange. Deux parties d'eau de Bourbonne, une « partie d'eau douce, une partie d'eau de mer fourni- « raient un mélange qui reproduirait l'eau de Soden

« et n'en différerait que par la présence d'un peu de « bromure que l'eau de Soden ne contient pas. »

Il est facile de saisir les services que ces mélanges sont appelés à rendre dans nos établissemente de bains de mer aux malades auxquels l'air de la mer convient essentiellement et qui ne peuvent aller prendre les eaux en Allemagne.

L'eau de la mer a une odeur particulière, sans analogue;

Sa saveur est saumâtre, âcre, salée et amère;

Les matières salines qu'elle contient rendent sa pesanteur spécifique plus grande que celle de l'eau des fleuves ou des rivières.

Lorsqu'on l'abandonne dans un vase pendant quelques jours, elle se putréfie facilement et acquiert une odeur repoussante. On attribue ce phénomène à la décomposition des substances animales et végétales qu'elle tient en suspension.

D'une limpidité parfaite et tantôt verte, tantôt d'un bleu verdâtre, lorsque la mer est calme, elle prend une teinte terreuse sâle, grisâtre, pendant le temps d'orage et les fortes marées;

Elle est plus chaude pendant une mer calme que pendant une mer agitée.

La température de la mer s'élève à mesure que le soleil monte à l'horizon : c'est donc entre midi et six heures qu'elle est plus chaude ; quelle que soit l'heure de la marée, elle est plus élevée à mer montante et descendante qu'à tout autre moment de la marée.

Elle ne baisse jamais par un temps pluvieux, mais les vents qui soufflent avec violence la font fléchir temporairement ; à Étretat elle est, en moyenne, au mois de juillet, à :: 19 degrés centigrades ; au mois d'août, à :: 20 et au mois de septembre à :: 22.

Il nous reste à dire quelques mots sur les propriétés électriques de la mer. Le rôle important que doit jouer l'électricité dynamique sur l'action de ses éléments dans les phénomènes physiologiques des bains ne pourrait, nous le pensons, être contesté. Avant les recherches de M. Scoutetten, on n'avait signalé cet état que par voie d'induction, mais aujourd'hui il est acquis à la science et étayé sur des expériences probantes. Il ne s'agit plus que de s'entendre sur son mode d'action dans la médication balnéaire. Là est toute la difficulté.

On sait que les principes minéralisateurs de l'eau de mer développent incessamment de l'électricité par leur combinaison. Il ne paraîtra donc par hypothétique d'admettre que cette électricité ne reste pas étrangère aux manifestations physiologiques des bains de mer. Quoi qu'elle rencontre en l'épiderme un mauvais conducteur, elle trouve cependant le moyen de communiquer avec l'électricité de notre intérieur. Il ne serait donc pas impossible que l'entrée du liquide salé fût le résultat de l'action réciproque de ces électricités et que les réactions chimiques qui se produisent au contact des éléments minéralisateurs de toute eau minérale avec les sels de l'économie fussent la source des modifications fonctionnelles constatées pendant une cure aux Eaux ou aux bains de mer.

La température de l'atmosphère à Étretat est comme dans tous les climats maritimes moins élevéé que celle des localités terrestres, situées à peu près par les mêmes altitudes.

Cette différence est rendue sensible par sa comparaison avec celle de Paris.

Les vents d'aval sont plus froids que ceux d'amont.

Les vents du large soufflant du nord-est au nord-ouest saturent l'air de la poussière saline de la mer et tempèrent les chaleurs accablantes de l'été.

Les vents qui soufflent le plus souvent à Étretat sont : en juillet, le nord-ouest et sud ouest; en août, le nord-est et sud-est; en septembre, le sud-est et nord-est.

DES DIFFÉRENTS ÉTATS DE LA MER.

La mer est toujours en mouvement : elle monte et descend, c'est ce qu'on appelle le flux et le reflux.

Quand elle atteint son maximum de hauteur elle est haute mer ou pleine mer, et quand elle se retire jusqu'à son minimum de hauteur, elle est basse mer. Ces phénomènes sont, comme on le sait, produits par l'attraction que le soleil et la lune exercent sur elle.

L'élévation des eaux est plus grande aux nouvelles et pleines lunes qu'aux premier et dernier quartier de chaque lune.

Il y a toujours deux marées pendant le cours d'un jour lunaire, qui est de 24 heures 50 minutes.

L'intensité de ces marées est d'autant plus considérable que la lune et le soleil se trouvent plus rapprochés de la terre et du plan de l'équateur. Ainsi, elles sont, en général, plus fortes aux équinoxes qu'à toute autre époque de l'année.

Chaque jour la haute mer vient 50 minutes environ plus tard que le jour précédent.

La direction des vents et leur violence exercent une grande influence sur son élévation. Ainsi, sur les côtes de la Normandie, lorsque le vent souffle du nord-ouest avec force elle devient très-grosse et moutonne au large.

Si la mer est calme et unie, elle monte et descend pour ainsi dire, en dormant.

Mais à peine les vents agitent-ils sa surface qu'elle se soulève en formant des lames ou vagues.

Plus les vents de mer soufflent avec impétuosité et plus les lames sont hautes. Ces lames grossissent en se rapprochant de la grève et s'abattent avec un long mugissement sur ses bords en vomissant au loin leur écume, les fucus et les varechs qu'elles ont arrachés aux rochers, et les débris de matières animales que la décomposition faisait surnager.

Pendant qu'on assiste au spectacle imposant d'une forte marée, les vêtements et les parties du corps en contact immédiat avec l'air s'emprégnent d'humidité saline. Ainsi, quand on passe la langue sur les lèvres on les trouve salées.

Enfin, lorsque le vent souffle en tournoyant, les lames deviennent courtes et dures. On dit alors que la mer est clapotante.

Ces divers états de la mer modifiant l'énergie des bains, nous avons cru devoir les signaler pour qu'on sache bien combiner l'action de ces bains avec la force et le genre de maladie des sujets, et par conséquent pour ne pas en retirer un résultat opposé à celui qu'on en attendait.

FIN

TABLE DES MATIÈRES.

	Pages
Étretat	9
Des bains de mer	13
Des effets immédiats et médiats des bains de mer.	14
De la réaction des bains de mer	15
De l'action de l'atmosphère marine	19
Des différents modes d'aministration de l'eau de mer	24
Des bains de mer proprement dits	24
Des bains de mer en baignoire	25
Nombre de bains de mer qui doivent composer une saison	27
Des affusions avec l'eau de mer	27
Des douches d'eau de mer	28
Des lotions avec l'eau de mer	28
Des pédiluves d'eau de mer	29
De l'usage intérieur de l'eau de mer	29
Des lavements avec l'eau de mer	30
Des injections avec l'eau de mer	30

Pages.

Influence des bains de mer sur la menstruation.. 31

De l'action des bains de mer dans les lésions du tissu utérin.......................... 33

Dans la scrofule........................ 35

Dans les maladies de la peau.............. 36

Dans les névroses....................... 37

Dans l'hystérie.......................... 39

Dans l'hypochondrie...................... 41

Dans les anomalies nerveuses du cerveau. .. 44

Dans les névralgies...................... 45

Dans la caphalalgie...................... 45

Dans la gastralgie dyspepsique............ 46

Dans la névralgie utérine................. 48

Dans la faiblesse nerveuse................ 49

Dans le rhumatisme nerveux............... 50

Réflexions............................... 51

De l'hygiène aux bains de mer............... 53

De l'habitation............................. 54

Choix de l'habitation pour les enfants........ 55

Choix de l'habitation pour les jeunes gens et les adultes................................ 58

Des vêtements aux bains de mer.............. 64

De la coiffure........................... 66

De la chaussure.......................... 67

Du lit................................... 68

De l'alimentation........................... 71

Pages.

Aliments à l'usage du baigneur aux bains de mer. 72
Viande de bœuf et de mouton............ 72
Viande blanche...................... 72
Poissons............................ 73
Bouillon............................ 75
Lait................................ 76
Œufs................................ 78
Des aliments végétaux................. 79
Fécules............................. 79
Légumes secs et frais................ 80
Fruits.............................. 80
Des boissons.......................... 81
L'eau............................... 81
Le vin.............................. 82
La bière............................ 82
Le cidre généreux.................... 82
Le petit cidre....................... 83
Liqueurs alcooliques................. 83
Absinthe............................ 83
Café................................ 84
Thé................................. 86
Nombre du repas par jour.............. 87
De l'exercice......................... 90
Marche.............................. 90
Promenade en voiture et à cheval...... 91
Danse............................... 91

Pages.

Escrime.......................... 91
Natation.......................... 91
Promenade en barque.................. 92
Mal de mer.......................... 93
Soin de la chevelure aux bains de mer.......... 95
Analyse de l'eau de mer.................. 96
Mélange de l'eau de mer avec des eaux saline naturelles ou artificielles.................. 96
Température de l'eau de mer.................. 99
Propriétés électriques de la mer.................. 99
Température de l'atmosphère à Étretat......... 100
Vents qui soufflent le plus souvent à Étretat.... 100
Des différents états de la mer.................. 101

FIN DE LA TABLE.

PARIS. — A. PARENT, IMPRIMEUR DE LA FACULTÉ DE MÉDECINE,
31, rue Monsieur-le-Prince, 31.

www.ingramcontent.com/pod-product-compliance
Ingram Content Group UK Ltd.
Pitfield, Milton Keynes, MK11 3LW, UK
UKHW020249220726
13923UKWH00002B/872